Guter Sex

CAROLINE FUX | INES SCHWEIZER

GUTER SEX

Ein Ratgeber, der Lust macht

Beobachter
edition

Beobachter-Edition
3. Auflage, 2014

www.beobachter.ch

Herausgeber: Der Schweizerische Beobachter, Zürich
Lektorat: Christine Klingler Lüthi, Wädenswil
Infografik: Daniel Röttele, Zürich, Marina Bräm, Zürich
Bildredaktion: Mena Ferrari, Zürich
Fotos: Edvard March/Corbis;
Marin/Photoalto/Gettyimages;
Glenn Glasser/Gallerystock;
Regine Mahaux/Gettyimages;
Umschlaggestaltung und Reihenkonzept: buchundgrafik.ch
Umschlagfoto: Frank P. Wartenberg/Picture Press
Satz: polyesther.ch
Druck: Grafisches Centrum Cuno GmbH&Co. KG, Calbe

ISBN 978-3-85569-823-3

Mit dem Beobachter online in Kontakt:

www.facebook.com/beobachtermagazin

www.twitter.com/BeobachterRat

www.beobachter.ch/google+

FSC www.fsc.org
MIX
Papier aus verantwortungsvollen Quellen
FSC® C043106

Inhalt

Vorwort 11

1 Die wichtigste Nebensache der Welt 13

Sex, Statistiken und Hollywood 14
Der Stellenwert von Sex 15
Sex und Wissenschaft – ein schwieriges Paar 16
Die grosse Sexlüge 17

Kann man Sex lernen? 19
Experimentieren ist wichtig 19
Guter Sex: Was ist das? 20
Auf Entdeckungsreise – allein oder zu zweit 21
Von Frau zu Frau und von Mann zu Mann 22
Lust und Sex sind keine Selbstläufer 22

2 Körperkunde für Neugierige 25

Die anatomische Landkarte des Sex 26
Die Hotspots im Fokus 27
So gelingt die Entdeckungsreise 27
Ganz so verschieden sind wir gar nicht 28

Die männliche Anatomie 30
Die Frage der Grösse 31
Querschnitt durch die männliche Anatomie 34
Das passiert unter Erregung 37
Besonderheiten, Pflege, Komplikationen 38

Die weibliche Anatomie 42
Vulva, Vagina – was denn nun? 44
Querschnitt durch die weibliche Anatomie 44
Das passiert unter Erregung 50
Besonderheiten, Pflege, Komplikationen 50

Der Beckenboden – der Orgasmusmuskel 53
Das Fundament der Erregung 56
So stärken Sie Ihren Beckenboden 57

Verhütung 60
Das optimale Verhütungsmittel finden 61
Die Pille: Fluch oder Segen? 62

3 Männlichkeit und Weiblichkeit 65

Wie der Körper die Sexualität beeinflusst 66
Vom Eindringen und Einlassen 66
Kleiner Unterschied – grosse Konsequenz 68

Geschlechterrollen beim Sex – das Tabu im Tabu 69
Die Bodenhaftung nicht verlieren 70

Männliche Lust, weibliche Lust 72
Was ihn erregt – was ihr Lust macht 72
Übungen: Männlichkeit, Weiblichkeit 73
Das ganze Leben ist ein Vorspiel 75
Wenn unterschiedliches Stressmanagement den Sex vermiest 77

4 Mehr Spass im Bett 79

Bevor es zur Sache geht 80
Die Leichtigkeit nicht vergessen 80
Wieso Experimentieren im Bett wichtig ist 82
Wie Sie die Tipps in diesem Kapitel anwenden 84
Wie weiss ich, was meinem Partner, meiner Partnerin gefällt? 85
Und wenn ich etwas nicht ausprobieren möchte? 86

Flinke Finger: Masturbation und Intimmassage 87
Selbstbefriedigung: Ein wichtiger Teil der Sexualität 88
Masturbation und Intimmassage beim Mann 89
Masturbation und Intimmassage bei der Frau 93
Voreinander masturbieren 98

Eindringliche Erlebnisse: Geschlechtsverkehr 99
Wie findet man die beste Stellung? 100
Stellungen: Die wichtigsten Fragen und Antworten 101

Lippenbekenntnisse: Oralverkehr 104
Abtauchen zum Zentrum der Lust 104
Oralverkehr beim Mann (Fellatio) 106
Oralsex bei der Frau (Cunnilingus) 109

Spass in der Tabuzone: Analverkehr 112
Spielregeln und Vorsichtsmassnahmen 113
Tipps für lustvollen Analsex 114

Kleine Helfer: Sex-Toys 115
Aus dem Haushalt 116
... oder aus dem Sexshop 116

5 Über Sex reden 121

Die grosse Stille 122
Der Preis des Schweigens 122
Liebe, Hellseherei und sich ändernde Gelüste 123
Gründe für die grosse Scham 124
Übung: Gemeinsam ein Vokabular aufbauen 125
So redet man am besten über Sex 126
Lieber nicht: Sprachliche Tabus 127
Den richtigen Zeitpunkt finden 127
Grundsatzdiskussionen lieber nicht beim Sex 128

Das erotische Gespräch 129
So klappt es mit dem Dirty Talk 129

6 Ein gutes Körpergefühl: Das A & O beim Sex 133

Sex mit allen Sinnen geniessen 134
Sex und Körperlichkeit 134

Sex-Appeal fängt im Kopf an ... 135
Fehler sind schnell gefunden ... 136
Zufrieden mit sich selber: ein lebenslanger Prozess ... 136
Eine gesunde Einstellung zum Körper finden ... 138

Liebe dich selbst, dann lieben dich andere ... 140
Warum ein bisschen Fitness hilfreich ist ... 140
Die Sexualität in Schwung halten ... 141
Übungen für mehr Selbstsicherheit ... 142
Übungen für ein besseres Körpergefühl ... 145

Baustelle Körper: Styling und Body Tuning ... 148
Körperhaare und deren Entfernung ... 149
Enthaarung: Wie sag ichs meinem Partner? ... 151
Tattoos und Piercings ... 153
Chirurgische Eingriffe ... 154

7 Lust: Macher, Killer, Flauten, Höhepunkte ... 159

Der Wind in den Segeln der Sexualität ... 160
Sexuelle Lust ... 160
Sexkino im Kopf ... 161
Soll man eine Fantasie mit dem Partner teilen? ... 162

Pornos und spezielle Vorlieben ... 163
Wie Pornografie die Sexualität beeinflusst ... 164
Hilfe! Mein Partner konsumiert Pornografie ... 165
Wenn Pornokonsum zum Problem wird ... 166
Fetisch und Vorlieben ... 167

Wenn der Lust die Puste ausgeht ... 169
Fehlende Lust ... 169
Langzeitpaare haben meist besseren Sex ... 170
Wenig Sex: Ein Grund zur Sorge? ... 171
Die Lust (wieder) entfachen ... 173
Sich von der Idee des perfekten Sex lösen ... 176

Wünsche ergründen und konkret äussern 177
Einfach mehr Sex haben 178

Lust auf andere 179
Monogamie – bringts das? 179
Tabuthema Seitensprung 180
Wunschtraum offene Beziehung 183

Auf dem Gipfel der Lust 185
Was ist überhaupt ein Orgasmus? 185
Wenn das Kommen nicht kommen will 187
Tipps für leichteres Kommen 189
Vortäuschen verboten. Immer? 190

Schlusswort 193

Anhang 195

Übersicht Verhütungsmethoden 196
Übersicht sexuell übertragbare Krankheiten 206
Links 210
Literatur 211
DVDs 213
Stichwortverzeichnis 214

Vorwort

Liebe Leserin, lieber Leser

Sex ist etwas Wunderbares. Er macht Spass, verbindet, erschöpft, erfüllt, befriedigt. Der Haken ist: All dies ermöglicht Sex nur, wenn er gut ist. Nun ist guter Sex leider keine Selbstverständlichkeit. Aber man kann ihn lernen. Und hier setzt dieses Buch an. Beim Thema Sex sind wir meist auf uns allein gestellt. Junge Männer und Frauen lernen die Basics bei der Aufklärung, aber dort geht es oft weniger darum, Lust zu erleben, als negative Konsequenzen der Sexualität (Schwangerschaft, übertragbare Krankheiten) zu minimieren. Entsprechend ist Sex für viele ein Tabu geblieben, etwas Verbotenes, vielleicht sogar «Grusiges».

In diesem Buch erfahren Sie, wie Sie Ihre Sexualität sinnlich, lustvoll und hoffentlich auch lustig gestalten. Denn nichts wirkt entspannender als eine gute Prise Humor – auch beim Sex. Hier finden Sie praktische Tipps, wie Sie die Sache wortwörtlich in die Hand nehmen, aber auch Denkanstösse und Übungen, die Ihren Bettalltag bereichern. Dieser Ratgeber will nicht nur offen, sondern auch ehrlich sein, weil Sex eben nicht jedes einzelne Mal grossartig ist. Nicht jedes Spiel ist eine Finalissima, nicht jede Begegnung eine Explosion der Gefühle. Und das ist auch gut so.

Vielleicht fragen Sie sich: Zwei Frauen schreiben einen Sexualratgeber für Männer und Frauen – kann das funktionieren? Wir finden: Absolut. In diesem Buch stecken nicht nur wissenschaftliche Informationen und Erfahrungen aus dem therapeutischen Alltag. Es sind viele Gespräche mit Männern in die Texte eingeflossen, und eine Gruppe von männlichen Testlesern hat dafür gesorgt, dass die männliche Sicht der Dinge nicht zu kurz kommt.

Nehmen Sie aus der Fülle an Informationen, Anregungen und Übungen mit, was für Sie stimmt. Und seien Sie sich bewusst, dass Sexualität nicht erst an der Bettkante anfängt. Denn Lust wächst in einem lustvollen Leben – und dessen Gestaltung haben Sie in der Hand.

Caroline Fux, Ines Schweizer
im August 2014

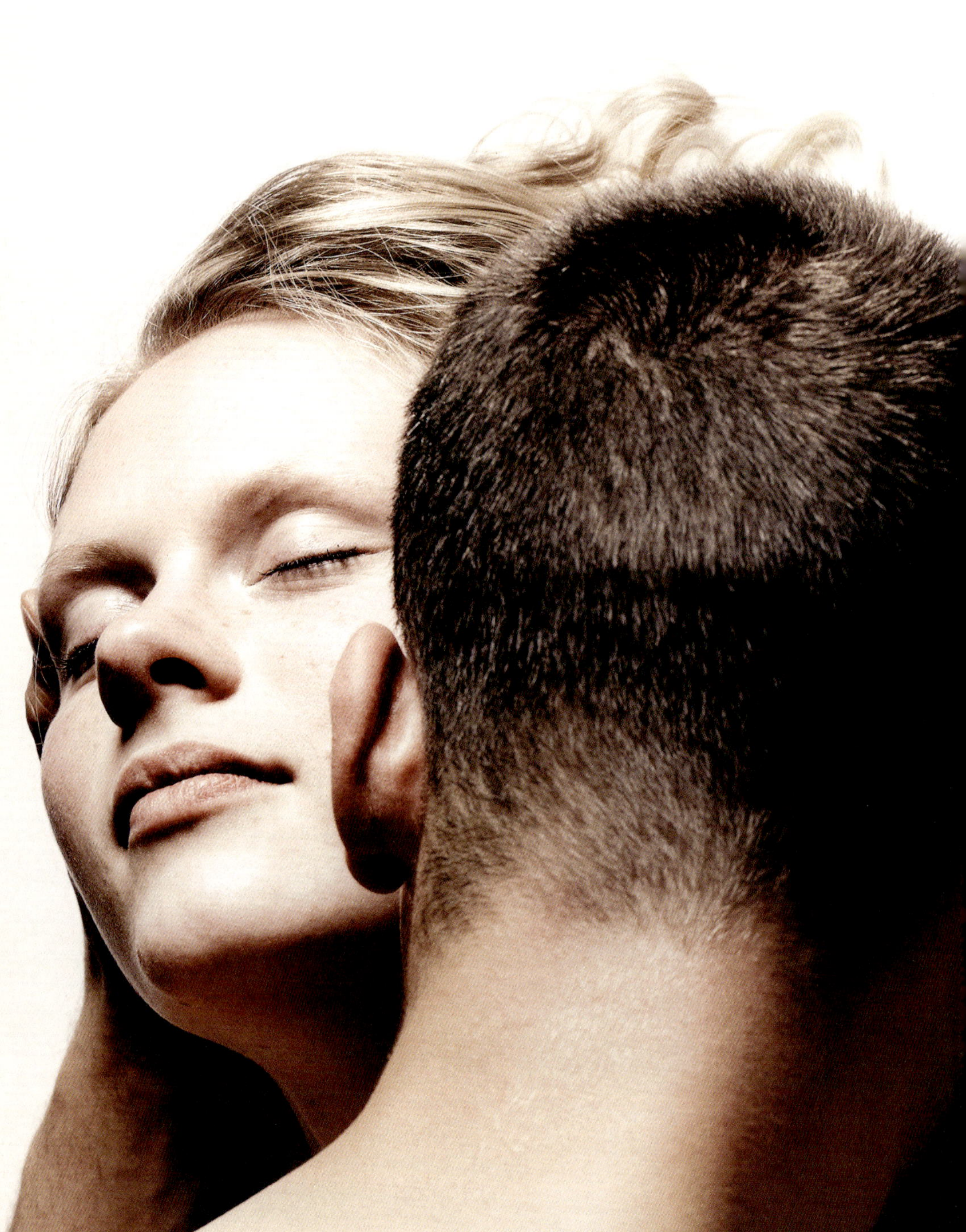

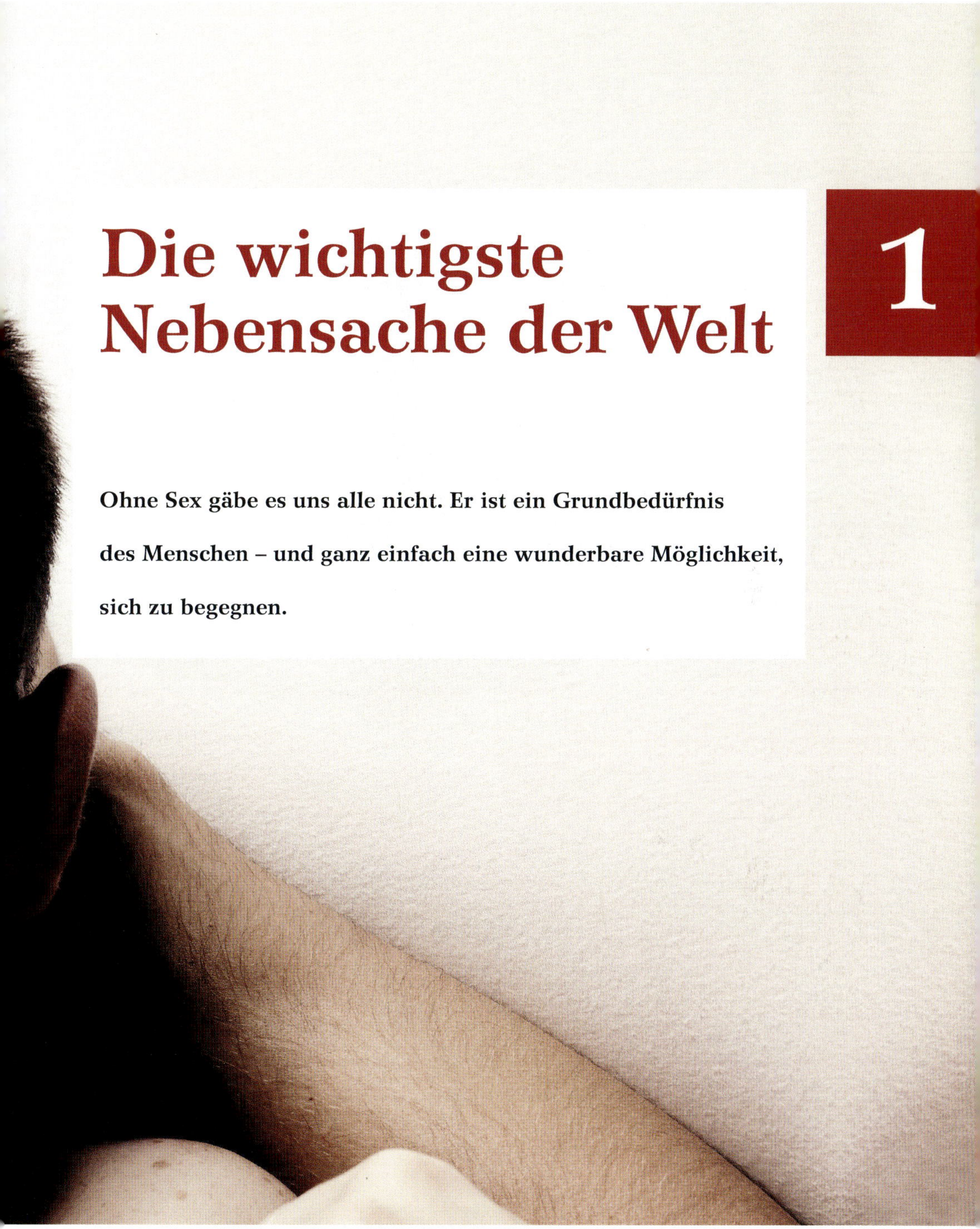

1

Die wichtigste Nebensache der Welt

Ohne Sex gäbe es uns alle nicht. Er ist ein Grundbedürfnis des Menschen – und ganz einfach eine wunderbare Möglichkeit, sich zu begegnen.

Sex, Statistiken und Hollywood

Echter, ungeschminkter Sex ist eines der letzten grossen Tabus. Und er interessiert die meisten Menschen brennend. Denn auch wenn das Thema in unserem Alltag überpräsent ist, kommen wir meist nur an eine retouchierte, inszenierte Version von richtigem Sex heran.

Sex ist eine aufregende Sache – im wahrsten Sinne des Wortes. Geht es um Sex, gehen die Emotionen hoch und die Meinungen auseinander. Lust, Neugier, Scham und hundert andere Gefühle und Gedanken sind mit dem Thema verbunden. Sex betrifft uns alle – irgendwie sind wir schliesslich entstanden –, und die allermeisten Menschen haben das Bedürfnis, ihre Lust in irgendeiner Form von Sexualität auszuleben.

Wie diese Sexualität schliesslich aussieht, ist ganz verschieden. Allein die Ideen und Vorstellungen davon, was Sex überhaupt ist, gehen auseinander. Für die einen ist Sex Geschlechtsverkehr, also die Vereinigung von Mann und Frau. Er umfasst den Akt, bei dem der Mann mit seinem erigierten Penis in die Scheide der Frau eindringt. Andere haben eine breitere Vorstellung davon, was Sex und vor allem auch Sexualität ist.

Eine etwas nüchterne, in ihrer Offenheit aber auch sehr schöne Definition sieht Sexualität als «die Gesamtheit aller Lebensäusserungen, die im Zusammenhang mit der Lust- und Fortpflanzungsfunktion auftreten und erlebt werden». Gemäss dieser Definition ist Sex nicht nur überall, er fängt auch schon sehr viel früher an, als die meisten Leute denken. Das Spendieren eines Drinks in einer Bar oder der intensive Blick in der Warteschlange vor der Kasse könnten nämlich schon ein bisschen Sex sein.

HINWEIS *Welche Idee Sie auch immer von Sex haben – dieses Buch soll Sie dabei unterstützen, Ihre eigene, ganz individuelle Sexualität aus einem neuen Blickwinkel zu betrachten. Ausserdem soll es Ihnen zahlreiche Tipps und Anregungen für Ihren Bettalltag vermitteln: handfeste (im wörtlichen und übertragenen Sinne), aber auch solche zu der Art und Weise, wie Sie über Sex denken.*

Der Stellenwert von Sex

Wie wichtig ist Sex? Eine einfache Frage, deren Beantwortung jedoch knifflig ist. Denn Sex kann für ein und dieselbe Person im einen Moment alles entscheidend und schon im nächsten völlig unwichtig sein. Biologisch betrachtet ist die Antwort simpel: Sex ist essenziell, denn ohne ihn gäbe es uns alle nicht.

HINWEIS *Weil er für das Fortbestehen eine zentrale Rolle spielt, gehört es zu den Grundbedürfnissen des Menschen, Sex zu haben. Das ist aber nicht alles. Guter Sex ist ganz einfach auch schön.*

Den meisten Menschen dürfte es nicht ums nackte Überleben der Spezies gehen, wenn sie mit jemandem schlafen. Im Gegenteil. Eine stattliche Anzahl von Liebenden nimmt so einiges auf sich, damit Sex folgenlos bleibt, mindestens was die Familienplanung angeht (mehr zum Thema siehe Kapitel «Verhütung», Seite 60).

Triebe, Triebe

Warum also Sex? Warum der Aufwand, den einige Leute auf sich nehmen, um ihn zu haben? Warum der Stellenwert, den ihm unsere Gesellschaft gibt?

Sex ist – mindestens wenn er so passiert, wie man es sich wünscht – ganz einfach schön. Die Hormone, die während und nach dem Sex ausgeschüttet werden, sorgen für ein tiefes Glückserleben und ein Gefühl der Verbundenheit. Sex kann ein Zeichen von Liebe sein, berauschend, eine Quelle der Zufriedenheit, versöhnend, Stress abbauend, bestätigend. Er gipfelt, wenn möglich, im Orgasmus, in einem Erlebnis, das ein Mensch so nur im Rahmen der Sexualität erleben kann, sei es nun zu zweit oder alleine.

HINWEIS *Nicht selten ist Sex der entscheidende Unterschied, der Partnerschaft von blosser Freundschaft trennt.*

Aber: Nicht immer und nicht für alle ist Sex etwas Bedeutungsvolles, Weltbewegendes. Und auch das geht in Ordnung, wenn die Sexualpartner ehrlich sind, sich auf derselben Ebene begegnen und sich vom Sex dasselbe erhoffen. Sex – guter Sex – darf auch mal unglamourös und einfach nur auf die schnelle Befriedigung ausgerichtet sein. Trotzdem ist er oft etwas

Exklusives, das die meisten Menschen nur mit einem sehr überschaubaren Kreis von Personen teilen – oft nur mit einer einzigen.

Sex und Wissenschaft – ein schwieriges Paar

In der Wissenschaft ist Sex ein relativ junges Gebiet. Zwar haben sich die Menschen seit jeher brennend für dieses Thema interessiert, und Forscher haben immer wieder Anläufe genommen, Licht ins Dunkel der Schlafzimmer zu bringen. Der Amerikaner Alfred Kinsey war in den 1940er-Jahren der Erste, der anfing, eine grosse Zahl von Männern und Frauen gezielt zu ihrer Sexualität zu befragen. Kinsey konnte mit seiner Arbeit einige Mythen aufklären, und er hat den Weg für die weitere Forschung geebnet. Ein interessantes Faktum am Rande: Alfred Kinsey war eigentlich Insektenforscher – den Beruf des Sexualwissenschaftlers gab es ja auch noch gar nicht.

Trotzdem kämpft die Wissenschaft noch heute mit grossen Schwierigkeiten, wenn es um Sex geht. Das Problem: Bei kaum einem Forschungsgegenstand wird wohl derart viel gelogen wie bei Auskünften rund um die Sexualität – sogar dann, wenn in Fragebögen absolute Anonymität garantiert wird.

INFO *Weltweit widmen sich nur wenige seriöse Wissenschaftler der Erforschung der Sexualität.*

Dieses Flunkern und «Frisieren» der Realität ist nicht nur ärgerlich für die Wissenschaft – wir schaden uns als Gesellschaft auch selber damit, weil eine Normalität gebildet oder zementiert wird, die eigentlich gar keine ist. Deshalb ist es umso wichtiger, dass Sie sich im Wirrwarr der Über- und Untertreibungen Ihre eigene Meinung bilden und für sich selber herausfinden, was gut und richtig ist. Das kann manchmal anstrengend sein, aber mit diesem Buch als Begleiter wird Ihnen diese Entdeckungsreise leichter fallen.

Wissenschaftlich kaum greifbar

Eine Schwierigkeit bei der Erforschung der Sexualität besteht darin, dass der Forschungsgegenstand «Sex» sehr komplex ist. Er befasst sich mit Dingen, die sich nicht ohne Weiteres normieren lassen. Emotionen spielen eine grosse Rolle – sogar dann, wenn sich die Involvierten vornehmen, Gefühle bei einer Bettgeschichte nicht zuzulassen. Vielleicht sogar besonders dann. Hinzu kommt, dass Wissenschaftler anders als in anderen Bereichen Menschen nicht einfach so beim Sex beobachten können. Zumindest nicht, ohne durch ihre Präsenz oder Aufzeichnungen das Geschehen massivst zu beeinflussen und die Ergebnisse dadurch zu verfälschen und zu entwerten.

HINWEIS *Das heisst für die Wissenschaft, aber auch für jeden Einzelnen: Es ist fast unmöglich, «echten» Sex zu erleben und zu studieren – abgesehen vom eigenen.*

Mangelware Information

Folglich ist es für Männer und Frauen schwierig, ehrliche, detaillierte und vor allem auch hilfreiche Informationen zum Thema Sex zu bekommen. Die meisten sind sich bewusst, dass Pornografie sexuelle Fantasien und keine echte Sexualität darstellt, aber eine andere Gelegenheit, Sex zu sehen, hat man nun mal kaum. Und nicht jeder kann und will ein offenes Gespräch mit Freunden und Bekannten suchen.

Dabei starten die meisten Menschen ihre sexuelle Karriere bereits mit einem Informationshandicap. Die Eltern können oder wollen vielleicht nicht detailliert Auskunft geben – und die Kinder wollen es aus dieser Ecke auch gar nicht hören. Sexuelle Aufklärung in der Schule wiederum ist ein flammend diskutiertes Politikum. Und Anlaufstellen, die Informationen darüber bieten, wie man als durchschnittliches, interessiertes Paar seine Lust leben und vielleicht auch steigern kann, sind extrem selten. Hier will dieser Ratgeber eine Lücke schliessen. In ihm stecken nicht nur viele pfannenfertige Tipps, die man sofort – oder dann halt später am Abend im Bett – ausprobieren kann. Er soll Paaren wie Singles auch das Rüstzeug geben, zu zweit oder allein die eigene Sexualität zu entdecken, zu pflegen und zu entwickeln.

Die grosse Sexlüge

Sex sells – das wissen Werber, Journalisten, Künstler und überhaupt alle, die etwas an den Mann oder an die Frau bringen wollen. Unser Alltag ist derart überflutet mit sexuellen Reizen, dass wir sie oft gar nicht mehr als solche wahrnehmen.

Allerdings ist der Grossteil des Sex, der uns im Alltag begegnet, ein völliges Kunstprodukt. Und damit sind nicht pornografische Überzeichnungen gemeint, sondern Sex in der Werbung, in der TV-Serie, im Spielfilm oder auch in der Literatur. Gezeigt wird nämlich nicht, was wirklich in den Schlafzimmern abgeht, sondern nur ein gestylter und aufpolierter Aspekt der ganzen Geschichte.

HINWEIS *Die Präsenz von «künstlichem» Sex in den Medien beeinflusst unsere echte Sexualität empfindlich.*

Leider nehmen wir uns diesen allgegenwärtigen Sex nach Drehbuch bewusst oder unbewusst zum Vorbild, inklusive der bis zur Perfektion retouchierten Models. Unsere Ansprüche an den eigenen Körper und an die eigene Sexualität steigen in unrealistische Höhen. So haben immer mehr Leute einerseits ein immer konkreteres Bild, wie Sex ablaufen, aussehen und sich anfühlen sollte; sie vergessen andererseits aber, dass die Vorlagen, von denen sie sich diese Ideen abschauen, komplett unecht sind.

HINWEIS *Wer seine eigene Sexualität mit einem unechten, überzogenen Vorbild vergleicht, sieht plötzlich Probleme, wo gar keine sind.*

So beisst sich die Realität an der schönen Fiktion die Zähne aus. Dabei geht es nicht einmal nur um Pornografie, die als extrem künstliche Darstellung von Sex unsere Massstäbe verbiegt (mehr zum Thema Pornografie siehe Seite 163). Er muss wohl erst noch gedreht werden: der Hollywoodfilm, in dem die wunderschöne Hauptdarstellerin dem kühnen Helden nach der Rettung der Welt mitteilt: «Sorry, Baby, jetzt nicht. Ich habe gerade meine Tage.» Auch in der Werbung, in TV-Serien oder in der Literatur kommt echter Sex, wie er in den Schlafzimmern der Welt gelebt wird, nicht vor.

Zugegeben: Völlige Authentizität ist kaum je ideal. Aber die aufpolierte Sexualität in den Medien entfernt uns doch immer ein Stückchen weiter von der körperlichen Realität. Und die kommt uns plötzlich fade oder im schlimmsten Fall sogar unappetitlich vor. Deshalb ist es wichtig, zu prüfen, was man sich – vielleicht unbewusst – zum Vorbild nimmt oder zur Norm macht.

Mehr Sichtbarkeit, mehr Wissen?
Dass Sex präsenter ist und offener diskutiert wird, hat auch sein Gutes. Einerseits wissen die meisten Menschen heute tatsächlich mehr über Sex als vor 30 oder 40 Jahren. Und Männer und Frauen getrauen sich eher, sich für eine lustvolle und befriedigende eigene Sexualität starkzumachen. Andererseits ist es erschreckend, wie gross und fundamental die Wissenslücken in der Gesellschaft heute noch sind – und zwar in allen Altersschichten. Was als «Wissen» erlebt wird, ist oft ein buntes Sammelsurium aus nicht wirklich verlässlichen oder veralteten Quellen.

Kann man Sex lernen?

Guter Sex ist ein Geschenk, aber kein Zufall. Ans Ziel führen Kreativität und Offenheit. Wer lustvoll und mutig in seine Sexualität investiert, wird auf jeden Fall belohnt.

Ein Sexualratgeber ist ein bisschen wie ein Reiseführer: Die Lektüre bereitet die Reisewilligen zwar auf den bevorstehenden Trip vor, was sie dann aber vor Ort antreffen, ist für jede Person wieder völlig anders. Einige Tipps mögen Gold wert sein, andere Informationen passen weniger zum eigenen Abenteuer. So kann das Highlight des einen der Ablöscher des anderen sein, und was für den einen ein absolutes Muss auf der Route ist, wird vom andern lieber grossräumig umfahren.

Sicher ist: Das Lesen des Reiseführers kann nie die eigentliche Reise ersetzen. Es soll aber Lust machen, loszuziehen und möglichst viele Dinge zu entdecken.

Experimentieren ist wichtig

Guten Sex kann man lernen, aber es gibt kein allgemeingültiges Rezept dafür. Das beste Menü bringt schliesslich auch nicht derjenige auf den Tisch, der die meisten Kochbücher gelesen hat, sondern die Person, die mit einer guten Wissensbasis experimentiert, übt, den Geschmack ihrer Gäste berücksichtigt und mit Leidenschaft zur Sache geht. Und diejenige, die sich nicht entmutigen lässt und ein Gericht nicht gleich von der Speisekarte streicht, nur weil es einmal nicht ganz so gut geschmeckt hat.

Guter Sex: Was ist das?

Sex kann eine grossartige Sache sein. Nur ist leider längst nicht jeder einzelne Akt und Austausch prickelnd, erfüllend oder gar weltbewegend. Die meisten Menschen, die sexuell aktiv sind und bereits eine gewisse Erfahrung haben, dürften sich einig sein: Es gibt hervorragenden und es gibt miserablen Sex – und eine ganze Menge Begegnungen, die irgendwo dazwischen liegen. Und das ist auch gut so. Es wäre schlicht unrealistisch, zu erwarten, dass einem jedes einzelne sexuelle Erlebnis die Socken von den Füssen haut (welche man in dieser Situation vielleicht ja so oder so nicht mehr trägt).

HINWEIS *Mit gutem Sex ist es wie mit gutem Essen: Wer 100 Leute nach dem perfekten Menü fragt, wird 102 Antworten bekommen. Eins aber ist klar: Überhöhte Erwartungen sabotieren ein erfüllendes Sexualleben.*

Guter, erfüllender Sex ist etwas höchst Individuelles. Er ist bestimmt durch die Wünsche, Vorlieben, Fähigkeiten, Körper und vor allem auch Stimmungen der involvierten Partner. Guter Sex braucht «Chemie», also Passung zwischen den Beteiligten, und er ist immer ein Zusammenspiel von all dem, was die Involvierten körperlich und seelisch mitbringen. Was Person A in Ekstase versetzt, klingt für Person B langweilig oder vielleicht sogar abschreckend. Was Person C immer gern mit Person D gemacht hat, möchte sie mit Person E möglicherweise auf keinen Fall erleben.

INFO *Guter Sex ist für jeden etwas anderes. Es gibt kein allgemeingültiges Mass, das für alle Menschen anwendbar wäre.*

Die Merkmale, die guten Sex ausmachen, sind nicht nur von Person zu Person verschieden. Sie können sich auch für jeden Einzelnen ändern.

Manchmal über Jahre, manchmal innert Minuten. Während gestern noch ein Quickie unter der Dusche das höchste der Gefühle war, ist heute die Vorstellung, sich im Bad näherzukommen, nicht mehr gleich reizvoll wie die Vision eines ausgedehnten Liebesspiels im gemütlichen Bett. Keine der beiden Arten von Sex ist deshalb besser oder schlechter.

Auf Entdeckungsreise – allein oder zu zweit

Dieses Buch ist genauso für Paare geschrieben wie auch für jeden Einzelnen und jede Einzelne. Denn der Weg zu einem erfüllten Sexualleben fängt stets mit einer Entdeckungsreise zu den eigenen Wünschen und Vorlieben an. Auch wenn Sex meistens zu zweit stattfindet, ist ein entspanntes Verhältnis zum eigenen Körper und zum Kino im eigenen Kopf eine unverzichtbare Basis. Nur wer sich selber kennt, kennt auch die eigenen Wünsche und Vorlieben und kann diese an den Partner weitergeben.

HINWEIS *Auch ein noch so liebevoller, kreativer und versierter Partner kann nicht für Ausgleich sorgen, wenn man mit sich selber nicht im Reinen ist.*

Beziehungsformen und Sexualität

Wenn es um die Sexualität und das Zusammenleben geht, gibt es ganz verschiedene Partnerschaftsformen und -konstellationen. Die Sexualität eines Singles hat ein anderes Gesicht als diejenige eines Paares, das seit mehreren Jahrzehnten verheiratet ist. Junge Eltern beschäftigen wohl andere Themen als Paare ohne Kinder. Und damit sind erst wenige Beispiele von vielen, vielen Beziehungssituationen genannt, in denen Sexualität eine Rolle spielt.

Von den Informationen in diesem Buch sollen möglichst viele Leute profitieren können – egal, in welcher Beziehungsform sie sich befinden. Dabei muss jeder und jede bei der Lektüre für sich selber entscheiden: Stimmt das für mich? Passt das zu mir und meiner Vorstellung von Sexualität?

Von Frau zu Frau und von Mann zu Mann

Die Zeiten sind zum Glück vorbei, in denen Sex nur zwischen einem Mann und einer Frau passieren durfte – und das auch nur im Rahmen der Ehe und mit dem klaren Ziel der Zeugung von Kindern. Auch wenn es vielen Leuten noch schwerfällt, ihre Vorbehalte gegenüber der Homosexualität endgültig zu begraben, so ist Liebe und Sexualität zwischen Mann und Mann oder eben zwischen Frau und Frau doch nichts Undenkbares oder gar Strafbares mehr wie vor nicht allzu langer Zeit.

Dieses Buch richtet sich an alle Menschen, für die Sexualität etwas Wunderbares, Lustvolles und Wichtiges ist. In welcher Konstellation diese Sexualität gelebt wird, soll zweitrangig sein. Die Ideen und Tipps in diesem Buch sollen die Sexualität beflügeln, und zwar unabhängig davon, zwischen wem sie passiert – Hauptsache, sie macht Spass.

Lust und Sex sind keine Selbstläufer

Paare, die bereits eine Weile zusammen sind und sich frischen Wind für ihr Sexualleben wünschen, werden nicht darum herumkommen, auch ihre Beziehung unter die Lupe zu nehmen. Sie werden miteinander reden, entdecken und ausprobieren müssen, damit sie gemeinsam ihren individuellen Weg zu besserem Sex finden. Eine hohe Partnerschaftszufriedenheit hängt erwiesenermassen mit einer hohen Zufriedenheit im Sexuellen zusammen. Oder einfach gesagt: Glückliche Paare haben meistens auch guten Sex. Was zuerst da war, das Glück im Bett oder das Glück in der Beziehung, lässt sich aber nicht ohne Weiteres festlegen. (Mehr Tipps zur Beziehungspflege im Beobachter-Ratgeber «Was Paare stark macht» von Guy Bodenmann und Caroline Fux Brändli, siehe Anhang.)

Tatsache ist: Sexualität hört nicht an der Bettkante auf oder fängt erst dann an, wenn der erste Reissverschluss geöffnet wird. So manche Frau hat schon halb im Scherz gesagt, das schönste Vorspiel sei für sie gewesen, als ihr Mann den Müll nach unten gebracht habe. Was als Witz gemeint ist, mag durchaus einen wahren Kern haben: Vielleicht war es genau diese Entlastung, diese Geste der Aufmerksamkeit, die Platz geschafft hat für die Lust, die in einem vollen Terminplan gern zu kurz kommt.

Der Wunsch nach einem lustvollen Sexualleben kann nur dann in Erfüllung gehen, wenn Sie auch etwas dafür tun. Wer besseren Sex will, kann nicht einfach auf dem Bett liegen und warten, bis die gute Sexfee ihren magischen Luststaub über einem ausstreut. Sex braucht Raum und Priorität im Alltag, und manchmal ist eine gehörige Portion Organisationstalent nötig, um günstige Bedingungen für eine lustvolle Begegnung zu schaffen. Wer aber Wille, Neugier und auch ein bisschen Mut mitbringt, kann seine Sexualität in jedem Fall bereichern.

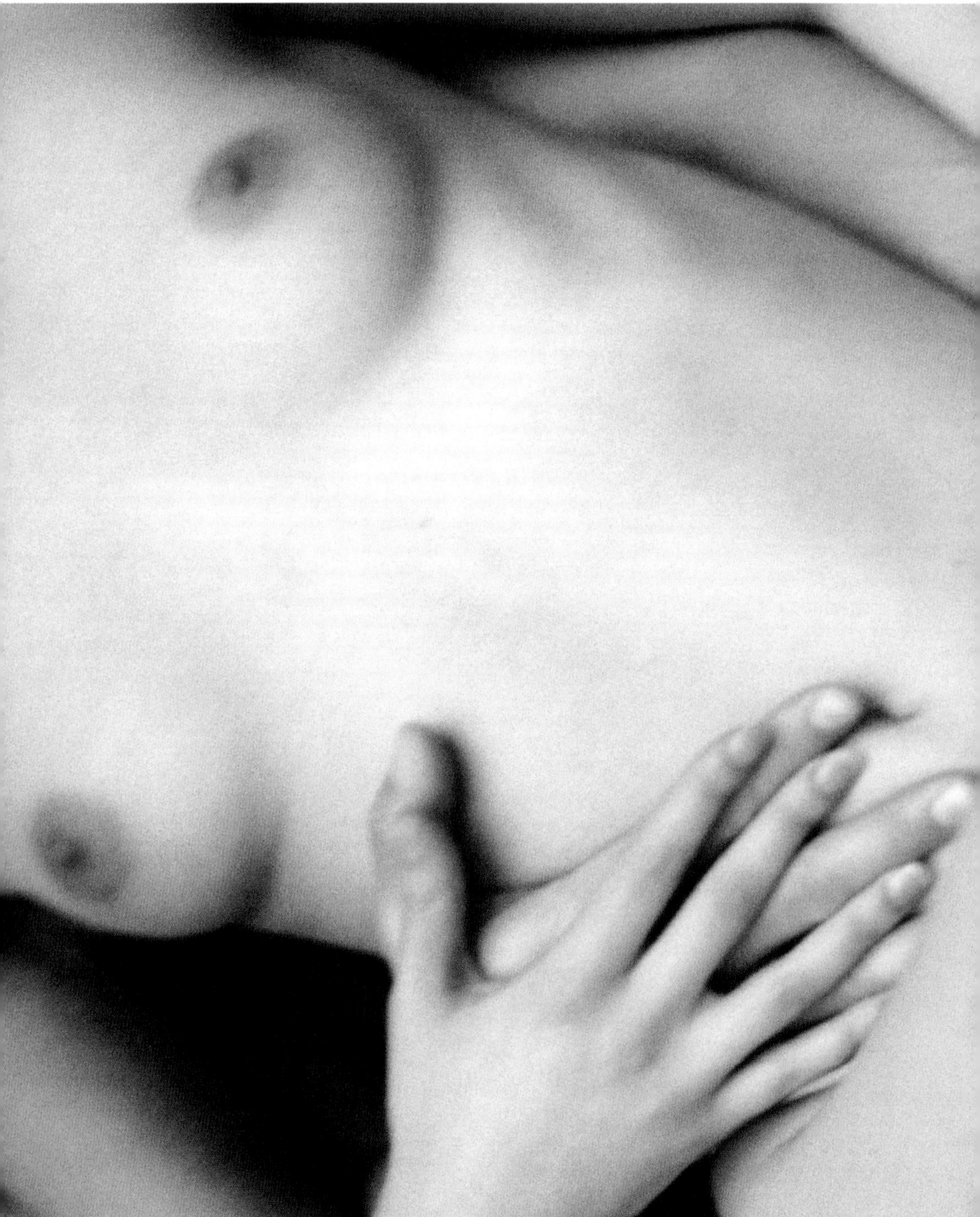

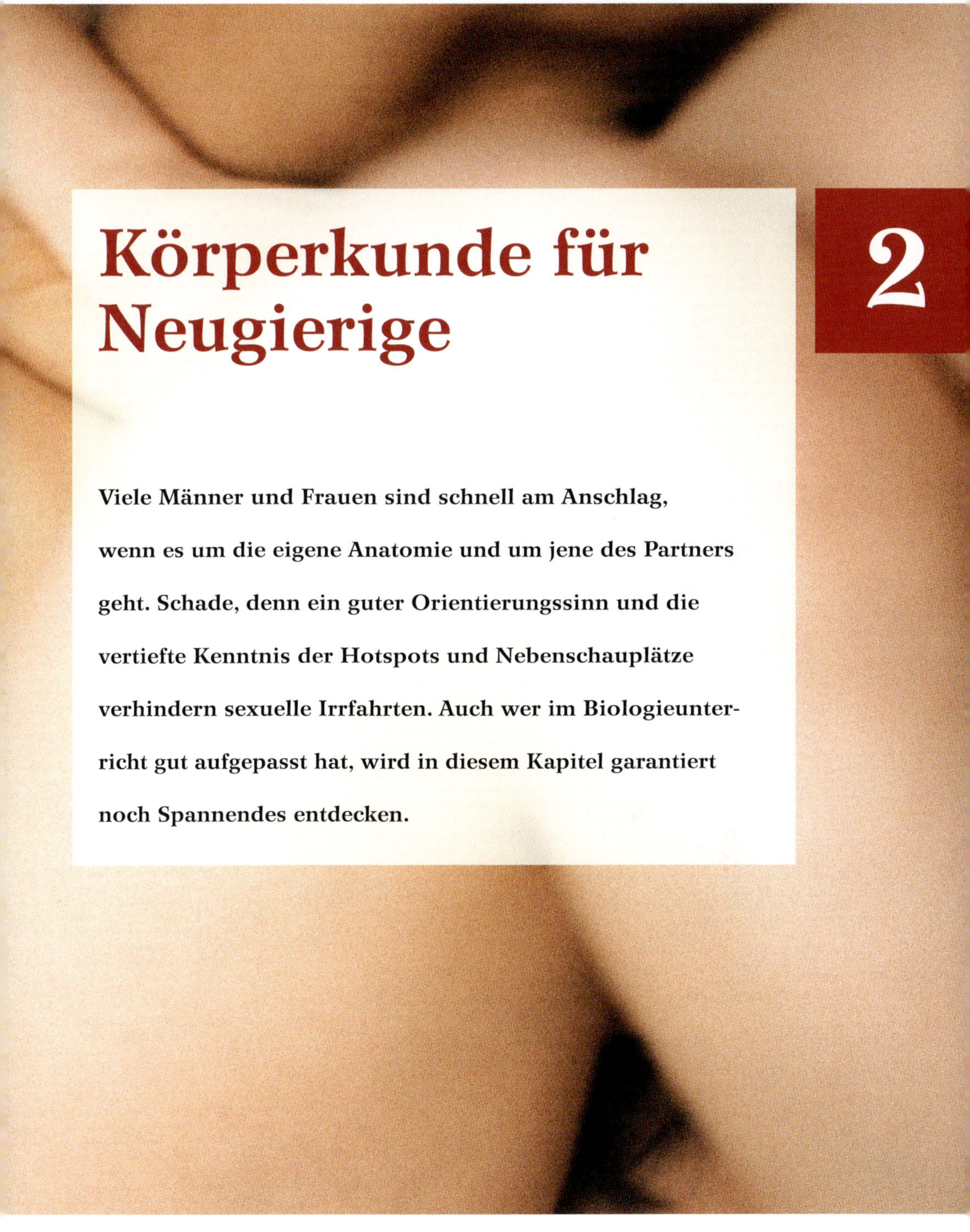

Körperkunde für Neugierige

2

Viele Männer und Frauen sind schnell am Anschlag, wenn es um die eigene Anatomie und um jene des Partners geht. Schade, denn ein guter Orientierungssinn und die vertiefte Kenntnis der Hotspots und Nebenschauplätze verhindern sexuelle Irrfahrten. Auch wer im Biologieunterricht gut aufgepasst hat, wird in diesem Kapitel garantiert noch Spannendes entdecken.

Die anatomische Landkarte des Sex

Wenn ein Sexualratgeber ein Reiseführer ist, dann ist dieses Kapitel die Landkarte des Reiseziels. Natürlich können Sie auch ohne losziehen, aber wer nicht alles dem Zufall überlassen will, sollte vorgängig das Terrain studieren.

Mit dem Betrachten von anatomischen Bildern ist es wie mit dem Studieren von Landkarten: Die einen finden sich nur schlecht zurecht, sehen in solchen «Trockenübungen» wenig Sinn und vermissen den Bezug zur Realität. Andere machen sich begeistert auf die gedankliche Entdeckungsreise, sehen vermeintlich Bekanntes mit neuen Augen und finden immer wieder Spannendes und Überraschendes.

Geht es um die Sexualität, lohnt es sich, mindestens probeweise bei der zweiten Gruppe mitzumachen. Und auch wenn man den Biologieunterricht in der Schule nie mochte und sich beim Kartenlesen regelmässig verirrt – komplett auslassen sollte man das Studium der körperlichen Topografie nicht.

HINWEIS *Ein Blick auf die Landkarte des Körpers ist eine lohnenswerte Investition auf der Reise zu gutem Sex.*

Geschichten von Schwellkörpern, Drüsen und Muskeln, Bilder vom Innern des Körpers mögen nicht auf jeden gleich sexy wirken – im konkreten und im übertragenen Sinne. Aber wenn man erst mal auf den Geschmack gekommen ist, bietet dieser eher theoretische Bereich der Sexualität viel Spannendes und auch Verblüffendes. Wussten Sie beispielsweise, dass die Klitoris weit mehr ist als das unscheinbare Knöpfchen am Fusse des Venushügels? Dass sie bis zu zehn Zentimeter gross sein und unter Erregung auf das vierfache Volumen anschwellen kann?

Die Wissenschaft entdeckt immer wieder faszinierende Dinge. Viele Menschen wissen weit weniger über ihren eigenen Körper und jenen des Partners, als ihnen bewusst ist – und als für guten Sex wichtig wäre.

TIPP *Man muss für tollen Sex nicht jedes hinterste anatomische Detail kennen. Aber es gibt spannende Dinge zu entdecken, die ganz neue Welten eröffnen.*

In diesem Kapitel kommen Dinge zur Sprache, die das Verständnis für den eigenen Körper und den des Partners fördern. Sie sollen Ideen zum Experimentieren liefern und die Techniken und Begriffe verständlich machen, die später im Buch vorgestellt werden (siehe Kapitel «Mehr Spass im Bett», Seite 79). Dieses Anatomiekapitel ist also auch eine Art Glossar: Es erklärt, wovon in den späteren Abschnitten des Buches die Rede ist.

Die Hotspots im Fokus

So wie eine Landkarte immer nur ein vereinfachtes Abbild eines realen geografischen Abschnittes wiedergeben kann, so sind die Grafiken in diesem Kapitel ein vereinfachtes Abbild des menschlichen Körpers. Die hier aufgeführten Informationen sind nur ein Ausschnitt dessen, was die Anatomen wissen. Der Fokus liegt auf Dingen, die für den sexuellen Bettalltag wichtig, potenziell aber auch einfach beflügelnd sind.

INFO *Kartografisch beschränkt sich dieses Kapitel auf den Genitalbereich von Mann und Frau, obwohl Sexualität natürlich nicht ausschliesslich dort, sondern im ganzen Körper passiert.*

So gelingt die Entdeckungsreise

Wenn Sie dieses Kapitel gelesen haben, ist das Entdecken des Körpers und seiner Anatomie nicht vorbei. Im Gegenteil. Es ist erst die Vorbereitung und der Startpunkt. So wie man über das blosse Studium einer Karte ein Land nicht erfassen kann, muss man auch im Bereich der Anatomie die Realität studieren, um wirklich ein Bild von der Sache zu bekommen. Die menschliche Anatomie ist etwas sehr Individuelles, und die Grafiken hier im Buch sind immer nur eine Art Bauplan, der den meisten Menschen gerecht werden will. In Fleisch und Blut sieht die Sache dann vielleicht nicht nur ganz anders aus, es gibt auch verblüffende Unterschiede zwischen den einzelnen Personen.

Das heisst, dass man den eigenen Körper und den Körper des Partners in Ruhe und sorgfältig studieren soll. Dass man ihn betrachtet, erfühlt, riecht und, wo die Lust einlädt, vielleicht auch schmeckt. Dass man ein offenes Auge hat für Veränderungen und diese Entdeckungsreise mit viel Neugier und vor allem Liebe macht.

Gentlemen first

In den folgenden Abschnitten wird die Anatomie des Mannes zuerst besprochen. Die Männer bekommen deshalb den Vortritt, weil vieles sichtbarer ist (zum Beispiel der von aussen sichtbare Penis gegenüber der im Körperinnern versteckten Scheide) und weil die Frau anatomisch von vielen als komplexer erlebt wird.

Ganz so verschieden sind wir gar nicht

Männer mögen vielleicht vom Mars sein und Frauen von der Venus – gebaut wurden wir aber definitiv in der gleichen Werkstatt. Die Anatomie von Mann und Frau im Genitalbereich hat mehr Gemeinsamkeiten, als vielen Leuten bewusst ist. Betrachtet man nämlich die Entwicklung der Geschlechtsorgane bei einem weiblichen und bei einem männlichen Fetus, sieht man, dass sich Penis und Vulva viel ähnlicher sind, als man auf den ersten Blick meinen könnte.

Im Bauch der Mutter startet jeder winzige Mensch mit einer identischen Zellstruktur, die den etwas lieblosen Namen «Genitalhöcker» trägt. Bis ungefähr zur neunten Schwangerschaftswoche sehen die Genitalien bei Junge und Mädchen also gleich aus. Erst dann beginnen sie, sich unterschiedlich zu entwickeln.

Beim männlichen Fetus entwickelt sich der Genitalhöcker zum Penis, beim weiblichen wird er zu Scheide und Vulva. In der Grafik links ist farblich markiert, welche Gewebestrukturen welche Entwicklungen durchmachen. Etwa in der 16. Woche ist die Differenzierung der Genitalien dann bereits abgeschlossen.

Was der Mediziner «Glans» nennt, kennen die meisten Leute besser als Eichel. Diese Gewebestruktur wird beim Mann zur prominenten Peniseichel,

DIE ENTWICKLUNG DER GESCHLECHTSTEILE

Bis zur neunten Schwangerschaftswoche sehen die Genitalien bei Jungen und Mädchen gleich aus. Erst ab dann beginnen sie, sich unterschiedlich zu entwickeln.

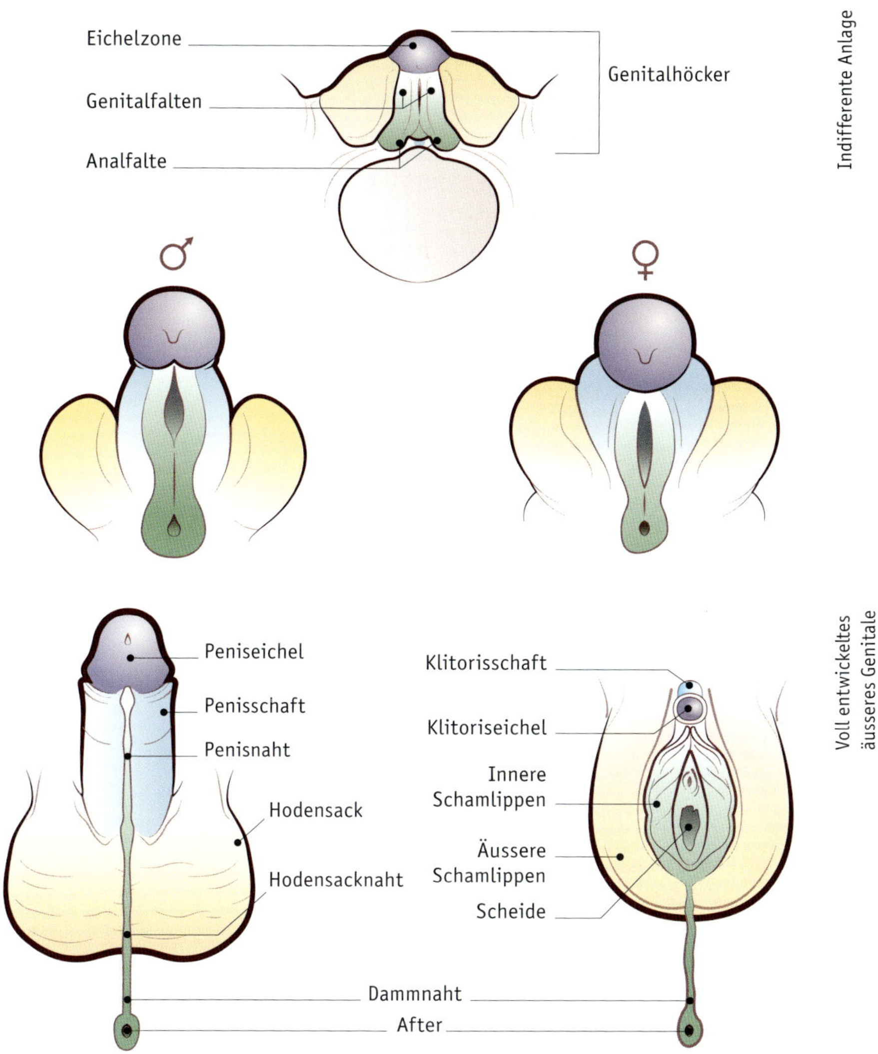

bei der Frau zur versteckt liegenden, viel kleineren Klitoriseichel. Auch das Gewebe von Penisschaft und Klitorisschaft ist ursprünglich das gleiche, ebenso bilden sich Penisvorhaut und Klitorisvorhaut aus dem gleichen Ursprungsmaterial. Während sich die sogenannte Urogenitalfalte beim Mann zu einem farblich oft unterscheidbaren feinen Streifen auf der Unterseite der Hoden und des Penis schliesst (Hodensack- bzw. Penisnaht) – werfen Sie ruhig einen Blick darauf, wenn Sie das nächste Mal Zugang zu einem Penis haben –, bilden sich bei der Frau daraus die inneren Schamlippen.

Anatomisch eng verwandt sind auch die äusseren Schamlippen und der Hodensack. Und tatsächlich: Weiss man erst, dass diese beiden Zonen ursprünglich aus demselben Gewebe entstanden sind, erkennt man oft plötzlich die Ähnlichkeit, die sie in der Optik und bei der Berührung haben.

Auch wenn die Genitalien von Mann und Frau später nur wenige Gemeinsamkeiten zeigen, erkennt man bei Erwachsenen mit diesem Hintergrundwissen im Kopf durchaus noch die gemeinsame Basis.

Die männliche Anatomie

Praktisch, zugänglich und oft sogar kameradschaftlich geliebt – Männer haben meist einen guten Zugang zu ihren Sexualorganen. Und auch für Frauen lohnt sich ein genauer Blick auf diese Zone.

Männer haben einen grossen Vorteil: Weil ihr Penis ausserhalb des Körpers liegt, haben sie einen leichteren Zugang zu ihrem Geschlecht – und zwar sowohl sprichwörtlich als auch im übertragenen Sinne. Während Frauen Hilfsmittel brauchen, um ihren Genitalbereich zu entdecken, sind Männer mit einem Griff am Ziel.

Diese Zugänglichkeit ist sowohl ein Fluch als auch ein Segen. Einerseits ermöglicht sie den meisten Männern, schon früh ein selbstverständliches und fast schon freundschaftliches Verhältnis zu ihrem Geschlechtsteil aufzubauen, bei dem auch Stolz eine gewisse Rolle spielt. Andererseits hat die Zugänglichkeit auch ihre Tücken: Ist ein Mann erregt, sieht man ihm das mehr oder weniger direkt an, was zu peinlichen Situationen führen kann.

Weil mit der Penetration ein Kernelement der Sexualität zwischen Mann und Frau von der Erektion des Penis abhängt, ist auch psychologischer Druck ein Thema.

Die Frage der Grösse

Die vielleicht brennendste oder mindestens am meisten diskutierte anatomische Frage in Bezug auf die männliche Sexualität ist jene nach der Grösse des Penis. Spielt sie eine Rolle? Und wenn ja, wie wichtig ist sie wirklich?

INFO *Die meisten Frauen sagen: Ja, die Grösse des Penis spielt beim Sex eine Rolle. Aber keine derart wichtige, wie so mancher glaubt.*

Mit der Penisgrösse des Mannes verhält es sich wie mit der Motorkraft eines Wagens. Es kann mehr Spass machen, ein Auto mit vielen PS zu fahren, und eine gewisse Mindestkraft ist für die Teilnahme am Verkehr unbestritten erforderlich. Aber wie gross die Leidenschaft und die Freude sind, die man unterwegs erlebt, hat längst nicht nur damit zu tun, was kräftemässig unter der Motorhaube steckt. Dass die Grössenfrage überhaupt die Wichtigkeit bekommen konnte, die sie für viele immer noch hat, lässt sich durch die Sichtbarkeit des Penis erklären. Länge, Dicke, Form – all diese Parameter sind leicht erkennbar und somit auch vergleichbar. Ähnliche Fragen zur Vagina müssen sich Frauen kaum stellen, wenn auch vermehrt ein Druck entsteht, dass weibliche Geschlechtsteile gewissen Idealen entsprechen sollen (siehe Seite 155).

INFO *Die Formen und Grössen von Penissen sind extrem unterschiedlich.*

Das Verhältnis von Länge und Dicke, der Winkel, in dem er auf den Hoden aufliegt, die Art und Weise, wie sich die Vorhaut um die Eichel schliesst oder eben nicht – diese und andere Merkmale sind höchst individuell.

DER PENIS

Penisse können sich in Form, Grösse und auch Hautfarbe extrem unterscheiden. Mal ist die Vorhaut kürzer, mal länger, mal fehlt sie aufgrund einer Beschneidung ganz. Vom Aussehen eines Penis im schlaffen Zustand kann man nicht auf sein Aussehen und seine Grösse in erigiertem Zustand schliessen.

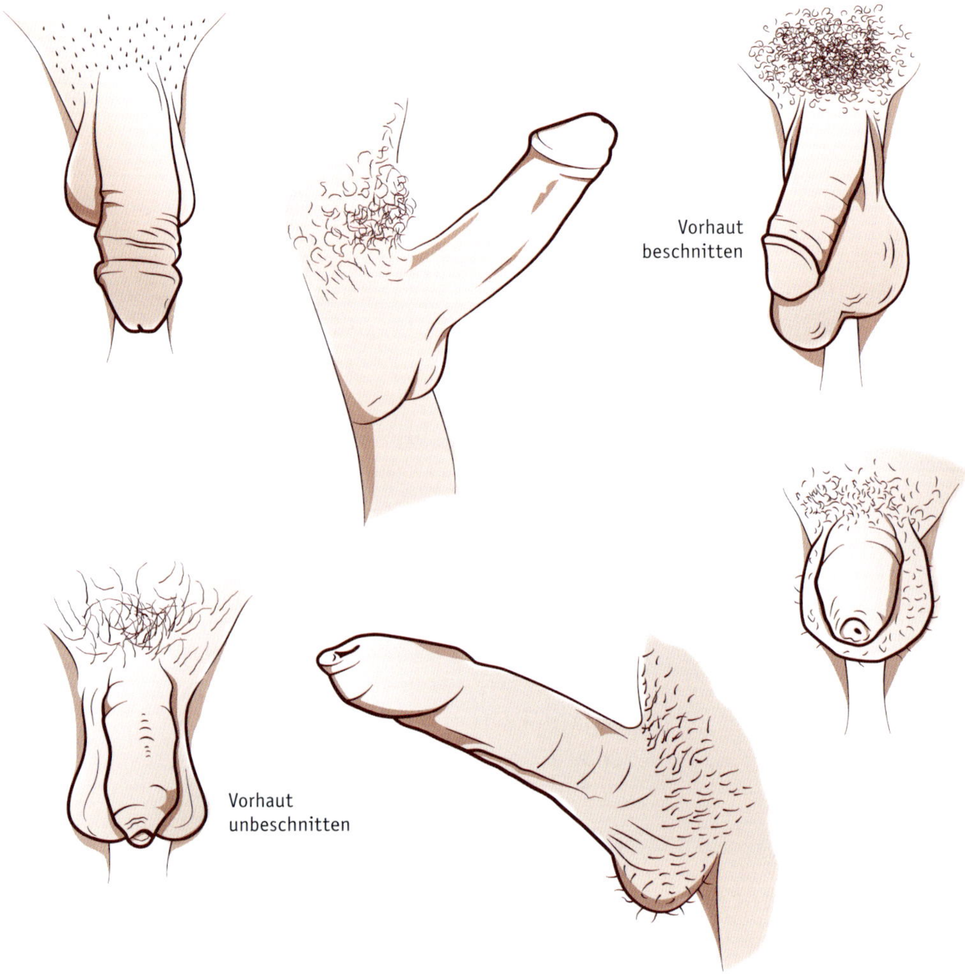

Penisneid – unter Männern?

Unter Erregung kann ein Penis deutlich wachsen – er muss aber nicht. Trotzdem ist er bei vielen Männern optisch dann kaum wiederzuerkennen. Es gibt keine Möglichkeit, von einem nicht erigierten Penis auf seine Grösse unter Erigiertheit zu schliessen. Neid oder Mitleid in der Umkleidekabine sind also zwecklos oder zumindest voreilig. Allerdings kann ein Penis in erigiertem Zustand nicht kleiner werden, als er in schlaffem Zustand bei Raumtemperatur ist. Aber selbst in schlaffem Zustand kann die Grösse ein und desselben Penis sehr unterschiedlich sein: Kälte oder Stress können dazu führen, dass die Blutgefässe sich zusammenziehen und der Penis kleiner wird.

Was ist normal? Was ist durchschnittlich?

Der Penis wächst im Rahmen der körperlichen Entwicklung in der Pubertät am stärksten. Mit 18 bis 19 Jahren ist das Peniswachstum abgeschlossen. Die Penisgrösse ist genetisch bestimmt und lässt sich nicht beeinflussen.

In schlaffem Zustand und bei Zimmerwärme sind die meisten Penisse zwischen 7 und 10 Zentimeter lang, erigiert sind es 13 bis 18 Zentimeter. Der exakte statistische Mittelwert beträgt 14,3 Zentimeter, der Durchmesser liegt zwischen 3,8 und 4,1 Zentimetern.

Beim Jonglieren mit Zahlen sollte man allerdings vorsichtig sein. Sie beschreiben lediglich, welche Penisgrössen statistisch gesehen am häufigsten sind, und sagen noch nicht viel darüber aus, was auch «normal» ist. Gerade junge Männer sind manchmal verunsichert, ob sie «normal» sind, weil ihr Penis vielleicht grösser oder kleiner ist oder schlicht anders aussieht als der ihrer Kollegen. Oder weil ihnen Vergleichsmöglichkeiten fehlen.

INFO *Die Grösse eines Penis ist aus wissenschaftlicher Sicht dann normal, wenn eine bestimmte Anzahl anderer Männer einen ähnlich grossen Penis hat. Und weil Penisse nun mal in den verschiedensten Formen und Grössen existieren, kann ein Penis sehr stark von den oben genannten Massen abweichen, aber immer noch absolut normal sein.*

Viele Männer lassen sich beim Konsum von Pornografie verunsichern. Mann sollte bedenken: Gerade Pornos bilden nicht den Alltag und den Durchschnitt ab – im Gegenteil. Als Massstab eignen sich die darin gezeigten Akteure also definitiv nicht.

INFO *Wissenschaftler gehen davon aus, dass ab einer Penisgrösse von 7 Zentimetern in erigiertem Zustand eine befriedigende Sexualität möglich ist. Denn es ist vor allem das erste Drittel der Vagina, das speziell empfindlich ist.*

Im Bettalltag lassen sich durch Kreativität und offene Kommunikation mit der Partnerin meist wunderbare Lösungen finden, damit alle Beteiligten auf ihre Kosten kommen. Egal, ob ein Penis nun nach unten oder nach oben vom Grössendurchschnitt abweicht.

Normal krumm
Die meisten Penisse weisen in erigiertem Zustand eine Krümmung auf, entweder nach oben oder unten oder aber auch nach links oder rechts. Diese Krümmung ist absolut unproblematisch, kann aber einen Einfluss darauf haben, welche Stellung die Partner als besonders lustvoll empfinden.

HINWEIS *Tritt eine Krümmung im Penis neu oder sogar plötzlich auf, ist das ein Warnsignal. Lassen Sie eine solche Veränderung unbedingt medizinisch abklären.*

Wie die Nase eines Mannes...
... so sein Johannes? Mitnichten. Entgegen der verbreiteten Meinung gibt es keinen Grössenzusammenhang zwischen dem Penis und anderen Körperteilen. Gemäss Studien hängen nicht einmal die generelle Körpergrösse und die Penisgrösse zusammen. Das heisst: Ein kleiner Mann hat mit genau der gleichen Wahrscheinlichkeit einen grossen oder kleinen Penis wie ein grosser Mann.

Was die Penisgrösse von Männern verschiedener Ethnien angeht, sind die Ergebnisse widersprüchlich: Während manche Studien darauf hinweisen, dass es Unterschiede zwischen einzelnen Volksgruppen gibt, können andere Untersuchungen solche Ergebnisse nicht bestätigen.

Querschnitt durch die männliche Anatomie

- **Penis*.** Der Penis des Mannes besteht aus Schaft, Eichel und, im unbeschnittenen Zustand, der Vorhaut. Letztere schützt die Eichel vor

Reibung, Verletzungen und Austrocknung. In erigiertem Zustand wird die Vorhaut hinter die Eichel zurückgezogen. Auf der Unterseite der Eichel befindet sich das Vorhautbändchen (Frenulum). Es ist Teil der Verbindung der Vorhaut mit dem Penisschaft und hilft unter anderem dabei, die Vorhaut über der Eichel zusammenzuziehen. Das Frenulum und der benachbarte Bereich sind sehr empfindlich – und werden bei der sexuellen Stimulation oft vergessen.

Der Penis ist mit Muskeln und Bändern im Körperinnern «verankert». Im Innern des Penis befinden sich die **Harnröhre,** über die Urin und Ejakulat austreten, sowie drei **Schwellkörper.** Sie bestehen aus schwammartigem Gewebe, das sich unter Erregung mit Blut füllt und so den Penis zum Stehen bringt. Der eine, der Harnröhrenschwellkörper, befindet sich auf der Unterseite des Penis, die zwei anderen, die Penisschwellkörper, auf der Oberseite.

- **Hoden.** Wenn von den Hoden die Rede ist, fassen die meisten Menschen im Alltag gleich mehrere Dinge zusammen: die eigentlichen Hoden, die **Nebenhoden** und den von aussen sichtbaren **Hodensack.** Hoden und Nebenhoden sind im Hodensack paarig angeordnet, das heisst, jeder Mann hat von beiden jeweils zwei.

  Die Hoden produzieren männliche Geschlechtshormone, vor allem Testosteron. Weiter werden in den Hoden Spermien gebildet, die in den Nebenhoden reifen und dort gelagert werden. Der Hodensack ist nicht nur eine Art passives «Aufbewahrungsgefäss», er ist auch ein wichtiger Klimaregulator: Mittels Muskeln und Bändern variiert er den Abstand der Hoden vom warmen Körper. Das ist deshalb wichtig, weil Spermien nur überleben können, wenn die Temperatur rund drei Grad tiefer ist als die Körpertemperatur.
- **Beckenbodenmuskulatur.** Der **Beckenboden** ist eine dreilagige Schicht aus Muskeln und Bindegewebe und verschliesst die Öffnung des Beckenknochens nach unten. Weil der Beckenboden in der Sexualität eine zentrale Rolle spielt, wird er ab Seite 53 gesondert und ausführlich besprochen.
- **Akzessorische Geschlechtsdrüsen (Prostata, Bläschendrüse, Cowper'sche Drüse,** Samenleiterampulle). Die akzessorischen Geschlechtsdrüsen bestehen aus Prostata, Bläschendrüse, Cowper'scher

* Fett gedruckt sind in der Grafik auf der folgenden Seite aufgeführte Komponenten

QUERSCHNITT DURCH DAS BECKEN DES MANNES

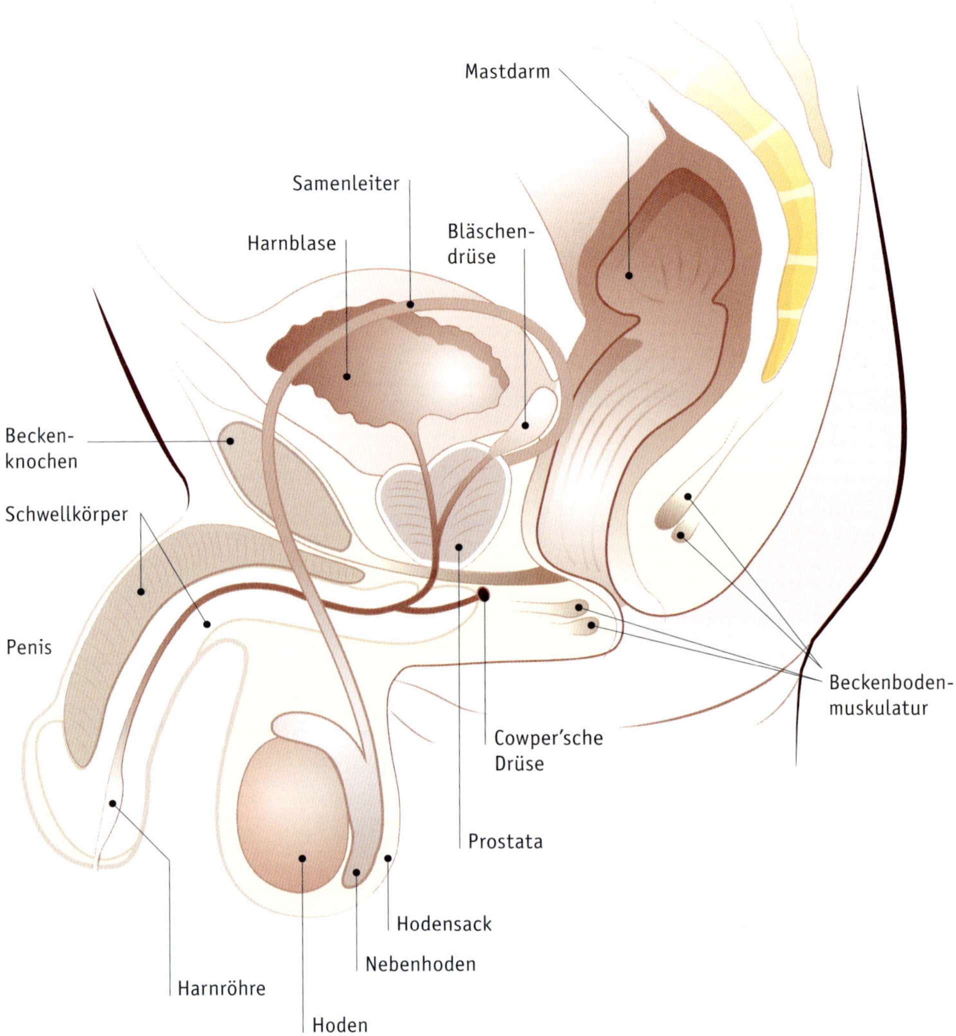

Drüse und Samenleiterampulle. Die Sekrete aus den drei Drüsen bilden die «Transportmasse» für die Spermien, die nur einen kleinen Teil des Ejakulates ausmachen. Die Drüsenabsonderungen sorgen dafür, dass sich die Spermien optimal bewegen können und dass sie im sauren Milieu der Scheide möglichst lange überlebensfähig bleiben.

Die **Prostata** ist eine etwa kastaniengrosse Drüse. Das von ihr produzierte Sekret macht zirka 30 Prozent des Ejakulates aus. Der grösste Teil des Ejakulates, nämlich 50 bis 70 Prozent, besteht aus dem Sekret der **Bläschendrüse,** ein weiterer Teil kommt aus der Samenleiterampulle.

Die **Cowper'sche Drüse** wird auch Bulbourethraldrüse genannt. Sie ist verantwortlich für den sogenannten Lust- oder Liebestropfen. Dieses Sekret tritt vor der eigentlichen Ejakulation aus dem Penis aus und bereitet die Harnröhre wie ein Gleitmittel für das Ejakulat vor. Das Sekret kann Sperma enthalten, wenn von einer früheren Ejakulation noch Restspermien in der Harnröhre vorhanden waren.

Das passiert unter Erregung

Erregung betrifft den ganzen Körper. In den männlichen Geschlechtsorganen spielt sich Folgendes ab: Die Schwellkörper im Penis füllen sich mit Blut. Der Penis wächst in Länge und Umfang und wird schliesslich steif. Die Erektion wird gehalten, weil unter Erregung die blutzuführenden Gefässe stärker geöffnet sind als jene, die Blut abführen. Durch die vermehrte Durchblutung verändert sich auch die Farbe des Penis: Er wird röter und manchmal etwas dunkler. Der Hodensack wird nah an den Körper gezogen. Durch dieses Zusammenziehen wird die Haut dicker und kann etwas «ledriger» wirken.

Vor der Ejakulation fliessen die Spermien vom Nebenhoden mit den Sekreten aus den akzessorischen Geschlechtsdrüsen (siehe oben) in die Harnröhre ein. Durch das Zusammenziehen der Muskeln im Beckenboden entsteht Druck. Entspannt sich der äussere Schliessmuskel der Blase, kommt es zum Samenerguss, zur Ejakulation. Nicht jede Ejakulation muss übrigens von einem «gefühlten» Orgasmus begleitet sein. Es kann also sein, dass es zu einem Samenerguss kommt, obwohl der Mann gar keinen Höhepunkt erlebt.

VIAGRA
Viagra ist der Handelsname des Medikamentes mit dem Wirkstoff Sildenafil. Er verhindert das Abfliessen von Blut aus den Schwellkörpern und fördert somit das Entstehen einer Erektion. Sildenafil gehört zu den sogenannten PDE-5-Hemmern, zu denen auch die Wirkstoffe der Medikamente Cialis und Levitra zählen. Damit die Medikamente aber überhaupt zu einer Erektion führen, ist sexuelle Stimulation und Erregung notwendig.

Viagra kann Männern helfen, die unter einer Erektionsstörung leiden. Als rezeptpflichtiges Medikament kann es teils gravierende Nebenwirkungen haben und sollte nicht «zum Spass» eingesetzt werden, wenn kein medizinischer Grund besteht.

Übrigens: Eine Testreihe, die den Einfluss von Viagra auf die Frau erprobte, wurde eingestellt, weil sie keine brauchbaren Ergebnisse liefern konnte. ■

Nach dem Samenerguss verändert sich das Zusammenspiel der Blut zu- und abführenden Gefässe wieder, und es fliesst mehr Blut aus dem Penis ab, als hinzukommt. Die Schwellkörper entleeren sich, und der Penis wird schlaff. Nun setzt die sogenannte Refraktärphase ein: Während dieser Phase ist der Mann kaum erregbar, und eine Erektion ist für eine gewisse Zeit nicht möglich.

Besonderheiten, Pflege, Komplikationen

Der Penis braucht wie jedes Instrument Zuwendung und Pflege, damit er einwandfrei funktioniert und der Umgang mit ihm Spass macht. Im Folgenden geht es um den alltäglichen Unterhalt, aber auch um mögliche Komplikationen.

Hygiene

Sie ist für beschnittene Männer etwas einfacher als für unbeschnittene. Unter der Vorhaut kann sich nämlich Smegma, Ablagerungen von Drüsensekret, bilden. Wird es nicht regelmässig abgewaschen, verströmt es einen unangenehmen Duft und verkrustet.

Der Penis, ob beschnitten oder nicht, sollte täglich gewaschen werden. Dabei ist es wichtig, dass die Vorhaut komplett zurückgezogen wird. Ansonsten gilt: Mit der Hygiene nicht übertreiben, eine Reinigung mit Wasser, am besten unter der Dusche, reicht. Seife kann die empfindliche Haut des Penis reizen, und auch spezielle Reinigungsmittel für den Intimbereich sind nicht nötig. Ein gewisser Körpergeruch und auch -geschmack sind normal und natürlich und sollten nicht um jeden Preis entfernt werden, auch wenn Sie denken, dass Sie der Partnerin damit vielleicht einen Gefallen tun.

Aus hygienischen Gründen ist es übrigens nicht nötig, vor dem Sex zu duschen, wenn man sonst ein normales, tägliches Hygieneritual einhält. Trotzdem gibt es Paare, die mehr Spass am Sex und insbesondere Lust auf Oralverkehr haben, wenn beide frisch geduscht sind.

INFO *Ein «fischiger» Geruch des Penis ist ein Warnzeichen; er kann auf eine Entzündung oder eine Krankheit hinweisen. Der Gang zum Arzt ist angezeigt.*

Komplikationen

Ein gesunder Penis sollte niemals wehtun. Schmerzen – sei es beim Sex, beim Wasserlassen oder auch einfach so – sind ein Warnsignal, das Sie ernst nehmen und von einem Arzt abklären lassen sollten. Ein Blick vom Profi ist auch dann nötig, wenn Veränderungen am Penis auftreten. Das können Auffälligkeiten auf der Haut (z.B. Knötchen, Schüppchen oder Rötungen), eine plötzliche, neue Krümmung in erigiertem Zustand oder aber Veränderungen an den Hoden sein. Nicht jede Veränderung muss auf ein gravierendes Problem hinweisen, aber nur der Arzt kann mit Sicherheit sagen, ob sie harmlos ist oder nicht. Deshalb: keine falsche Scheu!

Vorhautverengung

Bei einer Vorhautverengung lässt sich die Vorhaut nicht oder nur teilweise über die Eichel ziehen. Sie kann in verschieden starker Ausprägung vorliegen und muss fast immer behandelt werden. Ein sorgfältiges Dehnen unter Einsatz spezieller Salben und Bäder behebt das Problem in der Regel nach einer gewissen Zeit. Wenn nicht, bleibt nur der chirurgische Eingriff beim Urologen.

Während einer Erektion kann eine Vorhautverengung zu Schmerzen führen, weil die Vorhaut, die beim Anschwellen des Penis zurückgezogen wird, den Penisschaft wie ein Ring abschnürt. In milden Ausprägungen behindert eine Vorhautverengung gelegentlich «nur» die ordentliche Reinigung, sie begünstigt dadurch aber das Entstehen von Entzündungen.

Bei der überwiegenden Mehrheit von neugeborenen Jungen ist die Vorhaut natürlich mit der Eichel verwachsen und sollte auf keinen Fall mit Gewalt zurückgezogen werden. Diese Verwachsung löst sich meist im Alter zwischen 3 und 6 Jahren, selten auch erst in der Pubertät. Klären Sie im Zweifelsfall eine vermutete Vorhautverengung beim Urologen ab.

«Penisbruch»

Die Bezeichnung «Penisbruch» ist verbreitet, aber falsch: Da es im menschlichen Penis kein Knochengewebe hat, kann er auch nicht brechen. Korrekt benannt handelt es sich um eine Penisruptur; «Ruptur» kommt aus dem Lateinischen und heisst (Durch-)Bruch oder Riss. Und das ist auch genau das, was passiert: Der Penis wird in erigiertem Zustand überbogen, ein Schwellkörper im Innern reisst ein, und es kommt zu einem Bluterguss mit teils heftiger Schwellung. Die Verletzung wird von einem typischen, relativ lauten knackenden Geräusch begleitet. Eine Penisruptur kann in ihrer Stärke variieren, sie kann jedoch zu einer permanenten Schädigung des Schwellkörpers und somit zum Verlust der Erektionsfähigkeit führen.

HINWEIS *Penisrupturen sind zum Glück selten, Sie brauchen beim Sex also keine Angst zu haben, wenn Sie im Bett keine allzu speziellen Kapriolen machen. Bei Verdacht auf eine Penisruptur sollten Sie aber sofort einen Arzt aufsuchen.*

Riss des Frenulums

Auch diese Verletzung des Penis ist selten, aber schmerzhaft: Das Frenulum, also das Vorhautbändchen, kann wegen zu ruppigem Sex oder generell wegen Überbelastung reissen. Diese Verletzung ist ebenfalls ein Fall für den Arzt, wenn die Blutung nicht aufhört.

Dauererektion (Priapismus)

Die Idee einer unverrückbaren Erektion mag für den einen oder anderen ihren Reiz haben – in Tat und Wahrheit ist sie alles andere als ein Grund zur Freude. Sie ist äusserst schmerzhaft, mit keinerlei Lustempfinden verbunden und medizinisch gesehen gefährlich.

Von einer Dauererektion spricht man dann, wenn eine Erektion mehr als zwei Stunden anhält. Sie kann verschiedene Ursachen haben, von der Stoffwechselkrankheit über Medikamentenkomplikationen bis hin zum

Biss der (bei uns nicht heimischen) Wanderspinne. In rund der Hälfte der Fälle lässt sich der Auslöser nicht erkennen, und die Dauererektion tritt spontan auf.

TIPP *Als erste Hilfsmassnahme übergiessen Sie den Penis mit kaltem Wasser, damit sich die Gefässe zusammenziehen. Suchen Sie danach notfallmässig den Arzt auf, da bereits nach wenigen Stunden der dauerhafte Verlust der Erektionsfähigkeit droht.*

Erektionsstörungen («Impotenz»)

Der Begriff Impotenz steht deshalb in Anführungszeichen, weil er zwar in der Alltagssprache noch häufig vorkommt, in der Medizin und Psychologie aber nicht mehr verwendet wird. Dort ist von «Erektionsstörungen» oder «erektiler Dysfunktion» die Rede.

Eine Erektionsstörung liegt dann vor, wenn es wiederholt oder permanent nicht möglich ist, eine Erektion zu bekommen und sie auch so lange zu halten, dass eine befriedigende Sexualität gelebt werden kann. Die Ursachen können unterschiedlich sein: In der Mehrheit der Fälle gibt es körperliche Gründe, es sind aber auch psychische Ursachen möglich.

HINWEIS *Erektionsstörungen können mit anderen schwerwiegenden und vielleicht noch nicht entdeckten Erkrankungen zusammenhängen (z.B. Diabetes, Erkrankungen des Herz-Kreislauf-Systems). Lassen Sie sie immer medizinisch abklären.*

Vorzeitiger Samenerguss

Bei der häufigsten sexuellen Funktionsstörung des Mannes kommt es kurz vor, während oder kurz nach dem Eindringen mit dem Penis in die Vagina zum Samenerguss. Die Definition, wann ein Samenerguss «vorzeitig» ist und wann er «kurz nach dem Eindringen» erfolgt, ist dabei gar nicht mal so leicht. Mal galt eine bestimmte Anzahl Stösse als ausschlaggebend, mal eine Minutenangabe. Heute gilt das Gefühl, die Ejakulation nicht kontrollieren zu können, als massgeblich; ebenso die Frage, ob eine für beide Partner befriedigende Sexualität möglich ist. Schliesslich ist die Einschätzung, ob ein Samenerguss schnell oder zu schnell erfolgt, auch individuell.

Ein vorzeitiger Samenerguss lässt sich psychotherapeutisch behandeln, teils auch mit medikamentöser Unterstützung.

Die weibliche Anatomie

Die Beschäftigung mit der weiblichen Anatomie ist für so manchen eine Reise in unbekanntes Territorium. Das gilt für viele Männer, aber auch für überraschend viele Frauen. Dabei gibt es viel Spannendes und Lustvolles zu entdecken.

Die weiblichen Geschlechtsorgane machen es einem aber auch nicht einfach: Sie sind viel versteckter und weniger zugänglich als der Penis. Und anders als ein Mann kann eine Frau die eigenen Geschlechtsorgane nicht oder nur mit Hilfsmitteln betrachten.

Diese Verstecktheit bringt im Alltag Vor- und Nachteile. Einerseits sorgt sie für einen kleineren Druck, bestimmten Vorgaben zu genügen – was man kaum sieht, kann man auch kaum vergleichen –, andererseits führt der schwierigere Zugang auch dazu, dass viele Frauen über diesen Körperbereich im Allgemeinen und über ihre eigenen Genitalien im Besonderen nicht sehr gut Bescheid wissen.

Weiter haben die Anatomen und die medizinische Forschung bei der Frau später genau hingeschaut als beim Mann. Das führte unter anderem dazu, dass man erst vor kurzem herausfand, dass die Klitoris mehr ist als nur ein kleines Knöpfchen am Fusse des Venushügels. Gemacht hat diese Entdeckung übrigens eine Frau. Grund genug, diesem geheimnisvollen und lange unterschätzten Organ später in diesem Kapitel besonders viel Platz einzuräumen (siehe Seiten 48, 49).

Wie bereits das Kapitel zur männlichen Anatomie beschränkt sich dieser Buchteil auch bei der Frau auf die Genitalregion – obwohl natürlich bei der Frau unter sexueller Erregung ebenfalls eine ganze Menge im Rest des Körpers passiert und es viele Körperzonen abseits gibt, die zu einer erfüllten Sexualität beitragen.

HINWEIS *Jede Frau ist anders, und es lohnt sich, genau hinzuschauen: bei sich selber beziehungsweise bei der Partnerin.*

DIE VULVA

Das Aussehen der Vulva ist von Frau zu Frau verschieden. Mal sind die inneren Schamlippen kleiner als die äusseren, mal ragen sie über die äusseren hinaus. Auch die Beschaffenheit und Farbe der Haut kann sehr unterschiedlich sein.

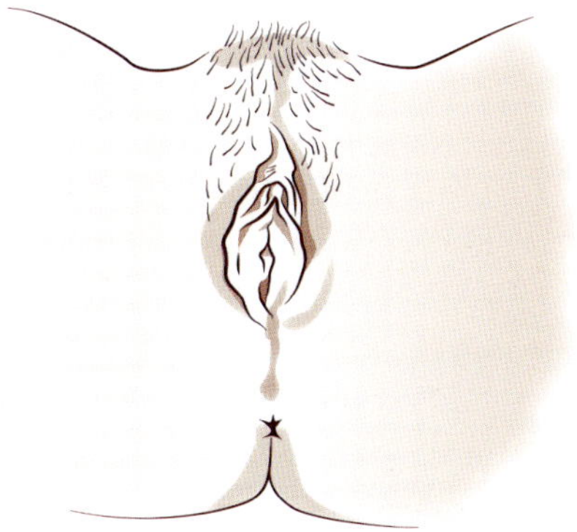

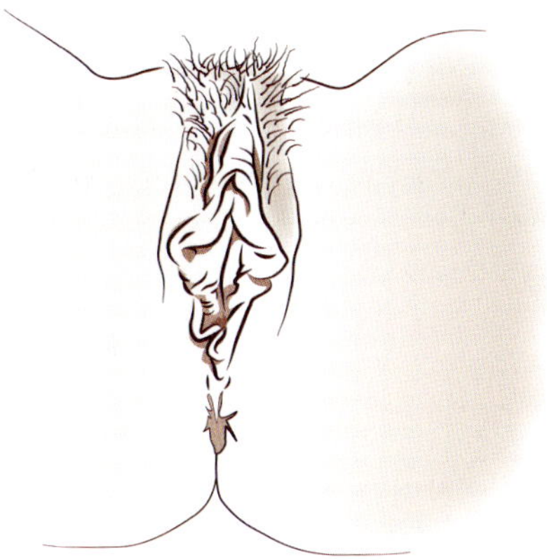

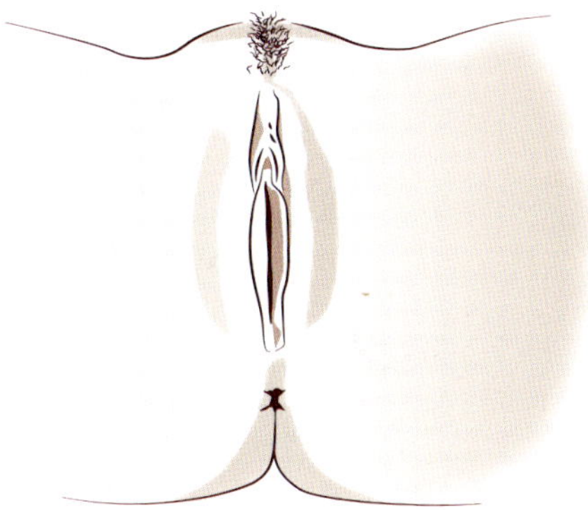

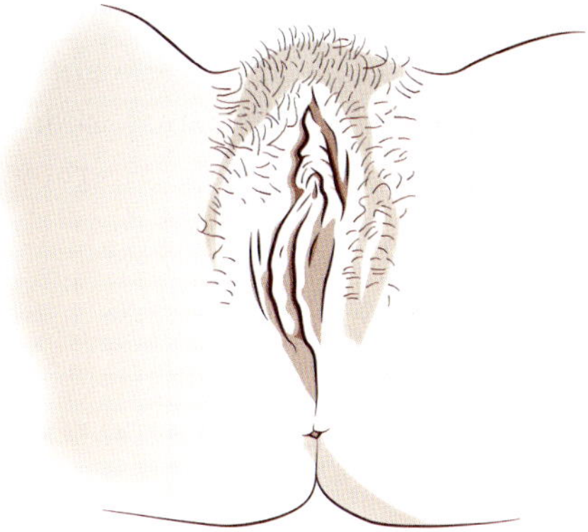

Vulva, Vagina – was denn nun?

Was die weiblichen Genitalien angeht, so tappen im Alltag viele in die Begriffsfalle. Dabei ist die Sache gar nicht so kompliziert: Der sogenannte äussere Genitalbereich umfasst die äusseren und inneren Schamlippen, die Klitoris, den Scheideneingang, den Harnröhrenausgang, den Damm und den Venushügel. Dieser äussere Genitalbereich wird auch Vulva genannt.

Die Scheide, die begrifflich bisweilen mit dem ganzen Genitalbereich vermischt wird, ist nur der Gang, der ins Innere des Körpers hin zur Gebärmutter führt. Das Wort Vagina wiederum ist nichts weiter als eine andere Bezeichnung für Scheide.

TIPP *Für eine erfüllte Sexualität ist es wichtig, die Elemente des Genitalbereichs korrekt bezeichnen zu können. Denn «Streichle mich da unten» führt, wenn überhaupt, nur zufällig ans richtige Ziel.*

Querschnitt durch die weibliche Anatomie

- **Schamlippen*.** Die Frau hat jeweils zwei äussere und zwei innere Schamlippen. Die äusseren Schamlippen werden auch «grosse Schamlippen» genannt, die inneren entsprechend «kleine Schamlippen». Diese Bezeichnungen sind insofern irreführend, als die «kleinen» Schamlippen durchaus länger, sprich: grösser sein können als die grossen. Überhaupt variieren Form und Grösse der Schamlippen von Frau zu Frau sehr stark.
- **Klitoris.** Die **Klitoris** wurde lange falsch oder mindestens ungenau betrachtet und bezeichnet. Erst 1998 entdeckte die Wissenschaftlerin Helen O'Connell, dass sie nicht nur aus dem äusseren Spitzlein besteht, sondern sich im Innern des Körpers fortsetzt. Eine detaillierte Beschreibung der Klitoris und ihrer Komponenten finden Sie auf den Seiten 48, 49.
- **Scheide (Vagina).** Die Scheide ist in der Regel 8 bis 10 Zentimeter lang, verändert sich aber in Form und Ausdehnung unter Erregung stark, weil die Gebärmutter sich in dieser Phase aufrichtet und die Scheide dadurch in die Länge zieht. Die Scheide ist als Gewebe relativ unemp-

* Fett gedruckt sind in der Grafik beschriftete Komponenten

QUERSCHNITT DURCH DAS BECKEN DER FRAU

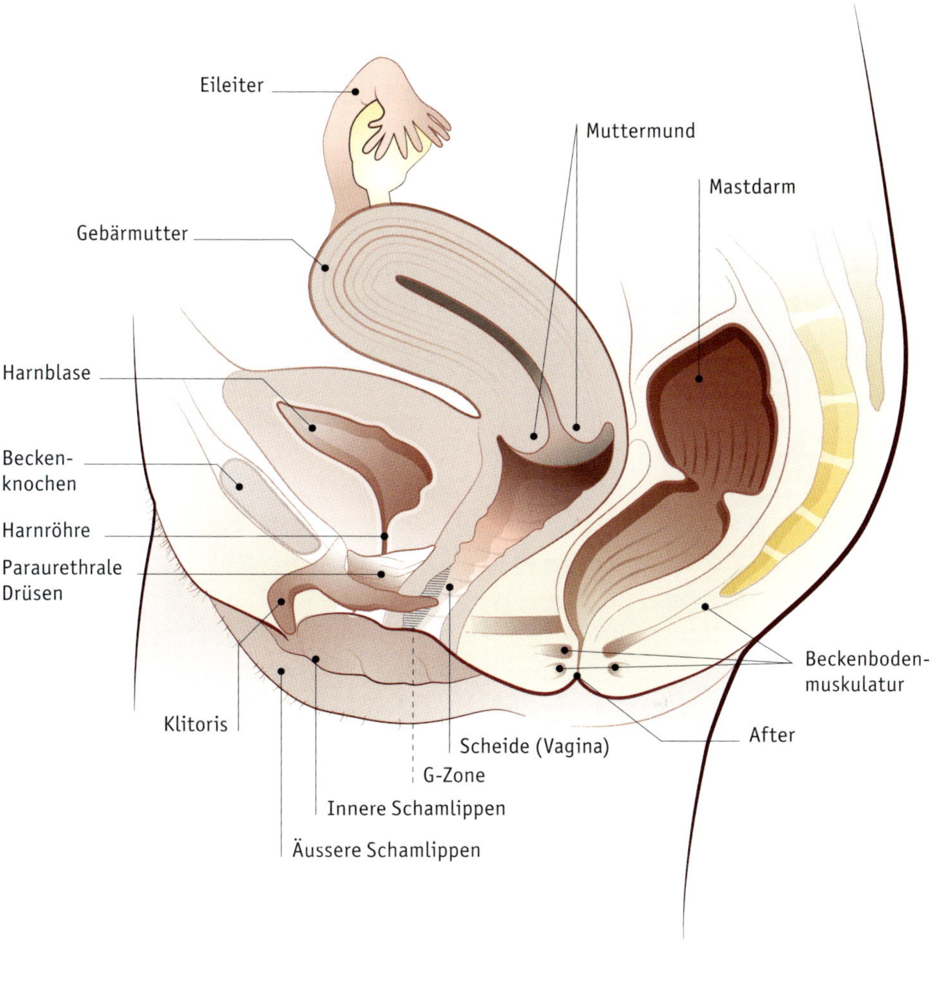

findlich, wobei das erste Drittel mit deutlich mehr Nerven ausgestattet ist als die letzten beiden Drittel. Der Scheideneingang ist somit wesentlich sensibler als der hintere Teil. Wird beim Sex ein Anstossen durch den Penis als unangenehm oder gar schmerzhaft empfunden, rührt das meist daher, dass der Mann an den Muttermund gestossen ist (siehe Seite 45), und nicht etwa daher, dass die Scheidenwand berührt wurde. Die Scheide kann tatsächlich verschieden gross oder eben weit beziehungsweise eng sein. Das hängt einerseits vom Körperbau ab, andererseits von der Stärke der Beckenbodenmuskulatur. Eine Rolle spielt zudem, ob eine Frau bereits ein oder mehrere Male vaginal geboren hat, was sich aber in der Regel durch Beckenbodentraining abfangen lässt.

- **Gebärmutter.** Die Gebärmutter ist das Organ, in dem eine befruchtete Eizelle zum gebärbereiten Fetus heranreift – quasi das Zuhause in der allerersten Lebensphase jedes Menschen. Sie hat in etwa die Form und Grösse einer Birne, die mit dem kugeligen Ende nach oben im Körper ruht, und besteht aus äusserst dehnbarem Gewebe. Zur Scheide hin wird sie durch den **Muttermund** abgeschlossen.
  Während der längsten Zeit des Zyklus ist hier Schluss für die Reise der Spermien, weil der ringförmige Muttermund fest zusammengezogen und durch einen Schleimpfropf verschlossen ist. Um den Eisprung herum wird er etwas weicher und öffnet sich leicht; jetzt können die Spermien eindringen und ihre Reise zum Eileiter und somit zur befruchtungsfähigen Eizelle fortsetzen.
- **Beckenboden.** Er ist wie ein dreilagiges Zeltdach über die untere Öffnung des Beckenknochens gespannt und hält die Geschlechtsorgane in Position. Bei der Frau verfügt er über drei Öffnungen, jeweils eine für die **Harnröhre,** die **Scheide** und den **After.** Er ist für die Intensität des Orgasmus verantwortlich und zieht sich beim Höhepunkt rhythmisch zusammen, was einen Einfluss auf Blase, Scheide, Gebärmutter und überhaupt auf das gesamte umliegende Gewebe hat (ausführliche Informationen zum Beckenboden ab Seite 53).
- **Harnröhre.** Bei der Frau ist die Harnröhre deutlich kürzer als beim Mann. Deshalb können Keime, beispielsweise aus der Analregion, leichter zur Blase aufsteigen und dort eine Entzündung auslösen. Sex begünstigt dieses Aufsteigen zusätzlich, weshalb viele Frauen in sexreichen Phasen Blasenentzündungen bekommen. Daher wird die Blasenentzündung auch «honeymoon disease», also Flitterwochenkrankheit, genannt.

- **Paraurethrale Drüsen.** Diese Drüsen, die im Gewebe rund um die Harnröhre liegen, werden manchmal als «weibliche Prostata» bezeichnet. Die Forschung zu diesen Drüsen ist sehr jung, und man darf davon ausgehen, dass das letzte Erkenntniswort noch nicht gesprochen ist. So viel ist bekannt: Die Paraurethralen Drüsen haben mehrere Ausgänge, die in der Harnröhre liegen, aber auch im Bereich des Harnröhrenausgangs. Sie produzieren ein Sekret, das bei manchen Frauen beim Höhepunkt als «weibliche Ejakulation» austritt.

WEIBLICHE EJAKULATION

Über das Phänomen der weiblichen Ejakulation ist relativ wenig bekannt, und die Forschung steckt noch in den Kinderschuhen. Das Phänomen wird auch «Squirting» (engl. to squirt: spritzen) genannt. Viele Frauen erschrecken, wenn sie beim Orgasmus ejakulieren, weil sie die Flüssigkeit für Urin halten. Da sich der Beckenboden beim Orgasmus zusammenzieht, ist es jedoch kaum möglich, in diesem Moment versehentlich zu urinieren.

Die Menge an weiblichem Ejakulat kann stark variieren, von wenigen Tropfen bis zu einem Teelöffel, bisweilen aber auch deutlich mehr. Das Ejakulat hat eine leicht gelartige Konsistenz und unterscheidet sich beim genaueren Betrachten und Befühlen deutlich von Urin.

Man geht heute davon aus, dass etwa die Hälfte aller Frauen gelegentlich oder regelmässig ejakuliert. Oft bleibt der Vorgang unbemerkt. Zum Lusterleben trägt die weibliche Ejakulation nach aktuellem Wissensstand nicht bei, und sie ist auch kein zuverlässiges Zeichen für einen äusserst intensiven Orgasmus. Das heisst für den Alltag: Die weibliche Ejakulation ist nichts, wofür man sich zu schämen braucht, aber auch nichts, dem man hinterherhetzen sollte, wenn man es nicht erlebt. ■

- **G-Zone.** Was umgangssprachlich G-Punkt heisst, sollte man besser als G-Zone bezeichnen. Das hat bereits ihr Entdecker, Ernst Gräfenberg, 1950 in seinem Fachartikel getan. Gräfenberg war aber nicht der Erste, der sich mit dieser schon fast mystifizierten Zone beschäftigte: Sie wird bereits im Kamasutra beschrieben, das vermutlich immerhin schon in den Jahren 200 bis 300 n. Chr. entstanden ist. Auch im Mittelalter haben Anatomen eine entsprechende Region beschrieben. Die G-Zone liegt rund drei bis sieben Zentimeter tief in der Scheide, an der Wand in Richtung Bauchdecke. Sie hat einen geschätzten Durchmesser von zwei bis fünf Zentimetern und unterscheidet sich mit ihrer rauen Textur mehr oder weniger deutlich vom umliegenden glatten Gewebe. Es können jedoch längst nicht alle Frauen bei sich eine solche Zone ertasten, und die Sexualwissenschaftler sind sich nach wie vor uneinig, was ihre Bedeutung und sogar ihre Existenz angeht. Entsprechend ist auch umstritten, ob und wie stark die G-Zone bei der Lust eine Rolle spielt. Während manche Frauen die Stimulation dieses Bereiches als sehr lustvoll empfinden, spüren andere gar nichts oder finden Berührungen dort gar unangenehm.

- **Klitoris.** Die Klitoris ist in gewissem Sinne das Lustzentrum des weiblichen Körpers. Sie ist entwicklungsbiologisch das Gegenstück zum Penis (siehe Seite 28) und ähnlich aufgebaut. Als Organ ist sie weit komplexer und grösser, als man lange angenommen hat. Erst 1998 entdeckte die Forscherin Helen O'Connell, dass die Klitoris nicht nur aus dem äusseren, sichtbaren Teil besteht. Dieser wurde aber lange für die komplette Klitoris gehalten.
  Die Klitoris besteht aus der **Klitoriseichel,** die der Eichel des Penis entspricht. Wie der Penis hat auch die Klitoris einen Schaft, der jedoch sehr kurz und nicht ohne Weiteres als isolierte Zone sichtbar ist. Schaft und meist auch Eichel liegen verdeckt unter der Klitorisvorhaut. Der weit grössere Teil der Klitoris aber ist im Körperinnern versteckt. Dazu gehören zwei **Schenkel** und zwei **Schwellkörper.** Die Schwellkörper liegen an den Klitorisschenkeln an, sie umschliessen aber auch den Scheideneingang und den Harnröhrenausgang. Eingebettet sind diese Elemente im Muskelgewebe des Beckenbodens.
  Man geht davon aus, dass die Schenkel 6 bis 9 Zentimeter lang sind. Zählt man Schaft und Eichel der Klitoris dazu, kann sie als Ganzes also bis zu 10 Zentimeter lang werden. Unter Erregung schwillt die Klitoris an und kann bis zu 300 Prozent an Volumen gewinnen. Wie stark sie effektiv anschwillt, ist von Frau zu Frau und von Akt zu Akt verschieden.
  In der Klitoris liegen bis zu 8000 Nervenenden, sie ist also extrem empfindlich. Gemäss heutigem Stand der Forschung hat sie keine andere Funktion, als Lust auszulösen, was sie unter den Organen zu etwas Besonderem macht.

DIE KLITORIS

Von aussen erkennbar und ertastbar ist nur ein kleiner Teil der Klitoris. Er besteht aus dem Klitorisschaft und der Klitoriseichel. Und selbst dieser Teil ist oft unter der Klitorisvorhaut versteckt und nicht unmittelbar sichtbar. Der grössere Teil der Klitoris, der aus Klitorisschenkel und Schwellkörpern besteht, befindet sich im Innern des Körpers.

1 Ansicht von aussen mit Klitoriseichel (Kreis)

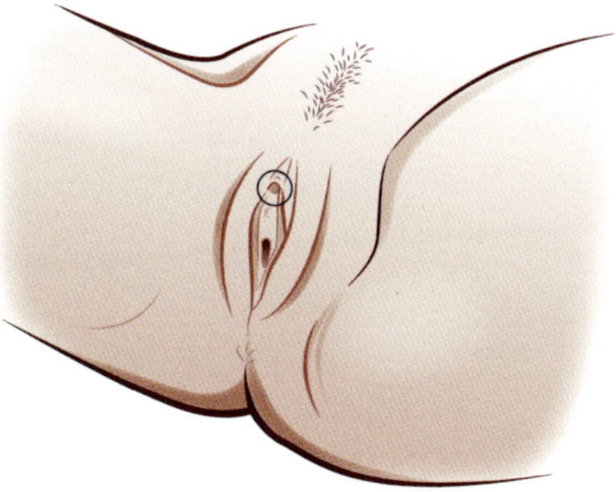

2 Ganzer Klitoriskomplex

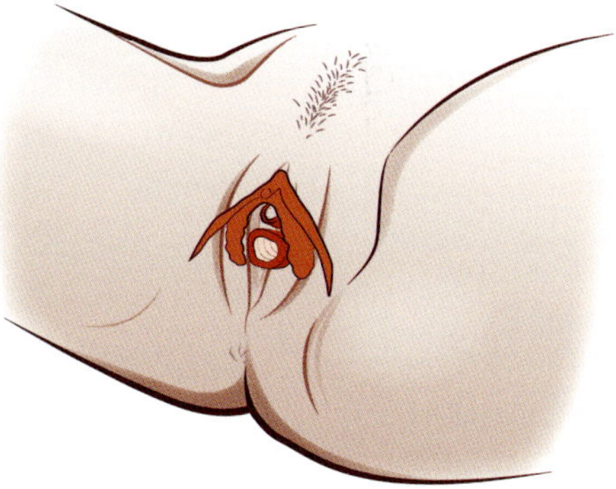

3 Klitoriskomplex im Detail

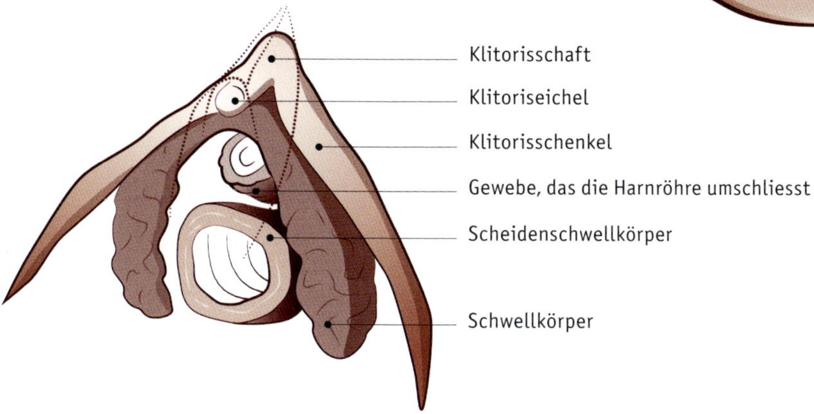

Das passiert unter Erregung

Unter Erregung wird die gesamte Genitalregion verstärkt durchblutet. Die Schamlippen werden röter, schwellen an und öffnen sich leicht, wodurch der Scheideneingang sichtbarer wird. Die gesamte Klitoris schwillt mit zunehmender Erregung bis auf das Vierfache ihrer normalen Grösse an. Der Klitorisschaft richtet sich auf, wobei die Klitoriseichel stärker hinter der Klitorisvorhaut verschwindet.

Auch die Scheide wird intensiv durchblutet. Die Gebärmutter verändert ihre Position, richtet sich auf und zieht die Scheide dadurch in die Länge. Durch dieses Aufrichten wird ausserdem der empfindliche Muttermund aus der Zone gezogen, die der eindringende Penis am ehesten berührt. Im ersten Drittel der Scheide bildet sich nun die sogenannte orgastische Manschette – eine gürtelartige Zone, die sich sanft, aber satt um den Penis schliesst.

Das langsame Geschlecht?

Männer brauchen für ihre Lust optische Reize, Frauen reagieren stärker auf Stimmungen. Da optische Reize einfacher herzustellen sind, reagieren Männer oft auch schneller mit Lust. Dass Frauen für jede Erregung ein Hotelzimmer und eine halbe Stunde Bedenkzeit brauchen, ist aber ein Klischee: Die Frau reagiert innert Sekunden mit einer verstärkten Durchblutung im Genitalbereich – wenn sie denn durch etwas erregt wird. Die meisten Frauen bemerken diese körperliche Veränderung aber nicht unmittelbar. Lust und körperliche Erregung sind eben nicht genau das Gleiche.

Nicht ganz so schnell und direkt läuft mitunter das Feuchtwerden der Scheide durch Drüsensekrete ab: Wie rasch und intensiv die sogenannte Lubrikation erfolgt, ist von Frau zu Frau verschieden und kann sich je nach Zyklusphase oder Alter verändern. Das Feuchtwerden hängt zudem nicht eins zu eins mit dem Lustempfinden zusammen: Eine Frau kann viel Lust verspüren und (noch) wenig feucht sein.

Besonderheiten, Pflege, Komplikationen

Der weibliche Genitalbereich benötigt ein bisschen mehr Pflege als der männliche. Der «Aufwand» hängt zusammen mit der Fähigkeit, Kinder zu bekommen: Das fängt an mit der Periode und geht bis hin zur jährlichen

Kontrolle bei der Gynäkologin. Diesen Check-up sollten Sie übrigens nicht auslassen, nur weil Sie sich «gesund» fühlen, denn es gibt eine Reihe von ernsten Erkrankungen, die keine fühl- oder sichtbaren Symptome auslösen.

Suchen Sie generell bei folgenden Veränderungen im Genitalbereich einen Arzt auf:

- Schmerzen beim Wasserlassen, beim Sex oder generell
- anhaltende Veränderung im Geruch
- verstärkter Ausfluss
- Symptome wie Brennen oder Jucken
- Hautveränderungen

Hygiene

Viele Frauen meinen es mit der Hygiene in ihrem Intimbereich zu gut und verursachen mit intensiven Reinigungsbemühungen mehr Schaden als Nutzen. Dabei sollte frau immer daran denken: Wir haben es hier mit einer Vulva zu tun – und nicht mit einem Küchenboden, der geschrubbt werden muss. Es ist entsprechende Sorgfalt gefragt.

Zur Intimpflege und -reinigung steht in den Läden eine verblüffend breite Palette an Produkten bereit, vom Waschgel über die Intimdusche bis zur Feuchtigkeitslotion für empfindliche Haut. Nötig sind diese Produkte in der Regel nicht, viele sind nicht mal bedenkenlos empfehlenswert. Auf der Suche nach «Frische» übertreiben es viele Frauen; sie reizen ihre Haut oder stören das empfindliche Scheidenmilieu. Eine tägliche Reinigung mit Wasser allein ist völlig ausreichend. Am besten braust man die Vulva mit dem Duschkopf bei leicht gespreizten Schamlippen ab. Der Einsatz eines Waschlappens ist nur bedingt empfehlenswert; darauf können sich Keime schnell vermehren, wenn er nicht nach jedem Gebrauch in die Heisswäsche wandert.

Ein gewisser Weissfluss ist normal. Wie stark er ist, unterscheidet sich von Frau zu Frau. Er verändert sich je nach Zyklusphase. Idealerweise findet frau sich damit ab – Weissfluss ist natürlich und gehört zum Frausein. Und am Ende des Tages gehört die Unterwäsche so oder so in den Wäschekorb. Die Verwendung von Slipeinlagen empfehlen die wenigsten Gynäkologen, weil die körpereigene Feuchtigkeit nicht optimal abtransportiert wird. Besonders Frauen, die zu Scheidenpilzen neigen, können das Problem mit der Verwendung von Slipeinlagen verstärken.

Man sollte mit keiner Reinigung oder anderen Massnahmen versuchen, jede letzte Spur von Körpergeruch und -geschmack zu entfernen. Sie gehören zum Körper und sind absolut normal. Ist ein Geruch unangenehm, «fischig» oder anhaltend anders als üblich, lohnt sich eine Abklärung beim Arzt.

Hygiene während der Periode

Während der Mens ist eine etwas intensivere Reinigung nötig, je nachdem, ob eine Frau Binden oder Tampons verwendet und ob sie im Intimbereich stark behaart ist. Menstruationsblut ist aber nicht «schmutziger» als ganz normales Blut. Es ist einfach manchmal braun und dunkel, weil es eine Weile gebraucht hat, um den Körper zu verlassen. Auch während der Periode sollte man es mit der Reinigung aber nicht übertreiben.

SEX WÄHREND DER PERIODE

Am Anfang des Sex steht immer die Lust – und die ist bei manchen Frauen während der Menstruation besonders gross. Andere wiederum haben gar keinen Bock auf Sex. Viele Frauen berichten, dass ihnen Sex oder Selbstbefriedigung bei Menstruationsschmerzen helfen.

Sex während der Periode ist «Geschmackssache»: Manche Paare ändern in dieser Zeit des Monats rein gar nichts an ihrem Sexualleben, andere verwenden lieber ein Kondom, andere verzichten auf die Penetration und verlegen sich auf andere Methoden, wieder andere legen überhaupt eine Pause ein. Erlaubt ist alles, was gefällt.

Es gibt keinen medizinischen Grund, während der Monatsblutung keinen Sex zu haben. Es ist allerdings so, dass übers Blut übertragene sexuelle Krankheiten in dieser Phase leichter weitergegeben werden können.

Ganz wichtig: Die Wahrscheinlichkeit mag klein sein, doch kann eine Frau während der Menstruation durchaus schwanger werden, wenn der Zyklus im entsprechenden Monat besonders kurz ist. Verhütung also nicht vergessen! ■

Das Jungfernhäutchen

Das Jungfernhäutchen (lat.: Hymen) ist eine Hautmembran und kann ganz unterschiedlich aussehen. Es bedeckt einen mehr oder weniger grossen Teil des Scheidenausgangs und verschliesst diesen in seltenen Fällen sogar komplett. Dann kommt es bei der allerersten Monatsblutung zu einem Blutstau, und das Hymen muss operativ geöffnet werden.

Wie stark das Einreissen des Jungfernhäutchens beim ersten Sex gespürt wird, ist sehr individuell. Nur jede zweite Frau erlebt beim ersten Mal überhaupt eine kleine Blutung. Der begleitende Schmerz sollte nur ganz kurz sein. Dauert er länger an, weist das auf andere Probleme hin, meist auf Verkrampfungen im Beckenboden (siehe «Vaginismus», gleich unten). Bei vielen Frauen reisst das Hymen übrigens bereits vor dem ersten Sex, sei es beim Sport, bei der Selbstbefriedigung oder beim Einführen eines Tampons.

Vaginismus

Der Vaginismus, auch «Scheidenkrampf», ist eine äusserst schmerzhafte Verkrampfung des Beckenbodens und der Vaginalmuskulatur. Sie tritt auf beim Versuch, etwas in die Scheide einzuführen, und kann derart stark sein, dass selbst das Platzieren eines Tampons unmöglich wird. Liegen entsprechende Beschwerden vor, ist ein Gang zum Arzt unerlässlich.

Der Beckenboden – der Orgasmusmuskel

Der Beckenboden ist für Männer und Frauen ein derart wichtiges Körperteil für lustvollen Sex, dass er glatt ein eigenes Kapitel verdient. Eine Ehre, die nicht mal Vagina oder Penis zuteil wird.

Der Beckenboden ist eine dreilagige Gewebeschicht aus Muskeln und Sehnen, die wie eine Plane die Öffnung des Beckenknochens nach unten verschliesst. So stützt er die Organe im untersten Bauchbereich und ist gleichzeitig als eine Art muskuläres Fundament mitverantwortlich für unsere Körperhaltung. Rückenpatienten erfahren oft Linderung durch Beckenbodentraining. Weil die Sexualorgane in den Beckenboden eingebettet sind, spielt er in der Sexualität eine sprichwörtlich tragende Rolle.

HINWEIS *Für eine lustvolle Sexualität ist der Beckenboden der wohl wichtigste Muskel überhaupt.*

DER BECKENBODEN DES MANNES

Die Muskeln des Beckenbodens spannen sich wie ein Zelt in mehreren Lagen über die Öffnung des Beckenbodens und halten so die Organe im Becken.

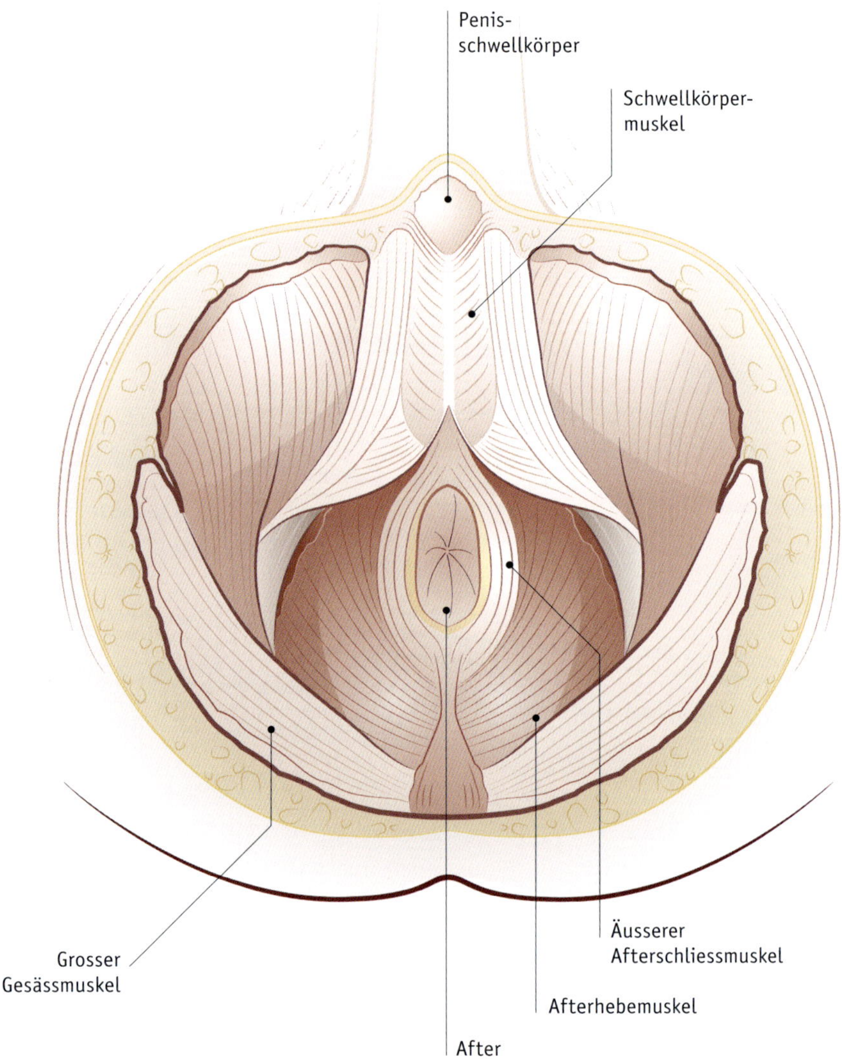

DER BECKENBODEN DER FRAU

Die Muskelschichten des weiblichen Beckenbodens werden an drei Stellen durchbrochen: bei der Harnröhre, beim Scheideneingang und beim After. Zudem umspannt er wegen der Form des Beckenknochens ein grösseres Gebiet als beim Mann.

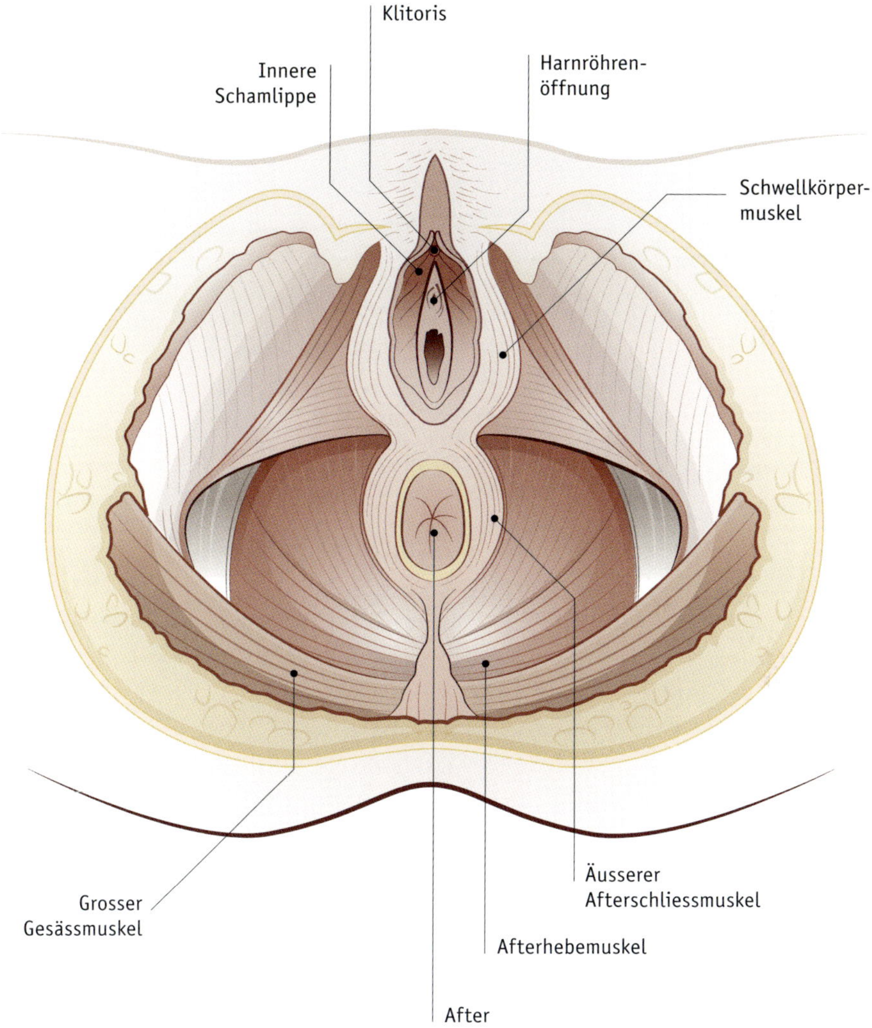

Das Fundament der Erregung

Aber welche Rolle spielt der Beckenboden ganz genau? Er hat sowohl bei der Frau als auch beim Mann nachweislich einen Einfluss auf die Erregung und die Intensität des Orgasmus. Beim Mann wirkt sich die Fitness des Beckenbodens zusätzlich auf die Erektion aus und auch auf die Fähigkeit, die Ejakulation hinauszuzögern. Ein kräftiger Beckenboden bei der Frau wiederum ist angenehm für den Mann, weil sich einerseits die orgastische Manschette (siehe Seite 50) satter um den Penis schliesst und weil andererseits beim Sex mit dem Muskelspiel für zusätzliche Stimulation gesorgt werden kann.

Einer der wichtigsten körperlichen Effekte der Erregung ist die vermehrte Durchblutung der Sexualorgane. Diese wiederum sind im Beckenboden verankert. Ist er als Muskel besonders kräftig, fördert das einerseits die Durchblutung, andererseits sorgt entsprechendes Muskeltraining auch dafür, dass man ein besseres Gefühl für diese Körperregion entwickelt. Beim Orgasmus zieht sich der Beckenboden rhythmisch zusammen, und mehr Muskelkraft sorgt für einen intensiveren Orgasmus.

TIPP *Mehr Power im Beckenboden sorgt für mehr Power beim Orgasmus.*

Der Beckenboden mag für Gesundheit, Haltung und Sexualität zwar besonders wichtig sein, die wenigsten Menschen haben aber intuitiv und ohne vorgängige Beschäftigung damit ein Gefühl für diese Körperzone und können sie aktiv und bewusst «ansteuern» und bewegen. Der Beckenboden ist einfach da, und solange er keine Probleme verursacht, machen sich die wenigsten Leute überhaupt Gedanken über ihn.

Natürlich tut ein gesunder Beckenboden im normalen Zusammenspiel der Körperteile seinen Job auch dann, wenn man ihn nicht bewusst stärkt und ansteuert. Der Wadenmuskel hört schliesslich auch nicht einfach auf zu arbeiten, wenn man nicht an ihn denkt oder sich vorher nie mit ihm beschäftigt hat. Aber jeder Sportler wird bestätigen: Ein gutes Gefühl und die gelernte Kontrolle über einen Muskel erhöht seine Effektivität.

HINWEIS *Den Beckenboden einfach nur haben oder ihn auch kontrollieren können – dazwischen liegen Welten.*

Quelle für Lust und Leid

Der Beckenboden ist nicht nur eine Basis für lustvollen Sex, er kann leider auch Ursprung diverser Beschwerden sein. Frauen sind diesbezüglich aus verschiedenen Gründen stärker betroffen: Einerseits ist ihr Muskel- und Bindegewebe generell schwächer, andererseits ist der Beckenboden der Frau anatomisch anfälliger für Störungen. Er muss wegen der Form des weiblichen Beckens ein grösseres Gebiet umspannen und ist von drei Öffnungen durchbrochen (Harnröhre, Scheide, After) statt nur von einer wie beim Mann (After). Deshalb kann ein untrainierter Beckenboden besonders mit zunehmendem Alter Probleme machen: von Schmerzen beim Geschlechtsverkehr über Inkontinenz bis hin zu einer Senkung der Gebärmutter, bei der diese im Körper nach unten «abrutscht». Komplikationen mit dem Beckenboden sind überdies nach Geburten häufig, weil sie eine immense Belastung für das Gewebe darstellen. Es ist deshalb unerlässlich, dass frau nach der Schwangerschaft Rückbildungsgymnastik macht.

Ganz verschont von Problemen mit dem Beckenboden bleiben auch Männer nicht. Bei ihnen können Verkrampfungen auftreten, und Beschwerden mit der Prostata hängen bisweilen ebenfalls mit dem Beckenboden zusammen.

So stärken Sie Ihren Beckenboden

Beckenbodenübungen lassen sich bestens und mit minimalem Zeitaufwand in den Alltag einbauen. Die in diesem Buch beschriebenen Übungen eignen sich für Männer und Frauen, die keine Probleme mit dem Beckenboden haben, ihn für eine lustvolle Sexualität stärken und präventiv etwas für ihre Gesundheit tun möchten. Wer bereits Beschwerden mit dem Beckenboden hat und, beispielsweise nach einer Operation oder Geburt, ein intensiveres Training braucht, sollte sich an die Ärztin wenden.

Den Beckenboden entdecken

Der erste Schritt zu einem starken Beckenboden ist, überhaupt ein Bewusstsein für diesen Körperteil zu bekommen. Man muss ihn als Muskelgruppe spüren und gezielt an- und entspannen können, um ihn zu trainieren. Leider ist dieses Entdecken eine etwas knifflige Sache. Den Beckenboden zu «aktivieren» (so nennen es die Profis), kommt einem am Anfang so vor, als ob man gerade aufgefordert worden wäre, mit der linken Kniescheibe zu wackeln – ein Ding der Unmöglichkeit. Aber Geduld: Es wird irgendwann klappen. (Mindestens das mit dem Beckenboden. Für die Kniescheibe gibt es hier keine Tipps.)

TIPP *Der leichteste Weg, den Beckenboden und sein Einsatzgebiet zu spüren: beim Urinieren den Strahl anhalten. Der Muskel, der das Wasserlassen unterbricht, ist der Beckenboden.*

Früher war das Anhalten des Strahls beim Urinieren eine breit empfohlene Übung zur Stärkung des Beckenbodens. Experten raten heute von dieser Methode ab, weil damit allfällige Keime nicht zuverlässig aus der Blase gespült werden und anhaltende Verkrampfungen beim Urinieren entstehen können. Als erster Schritt zum Erfühlen des Beckenbodens eignet sich diese Übung aber sehr wohl.

Übung zur Aktivierung und Stärkung des Beckenbodens ...
Setzen Sie sich auf einen Stuhl, und versuchen Sie, Harnröhre, Vagina und After (beim Mann entsprechend nur After) zusammenzuziehen. Stellen Sie sich dieses Schliessen ganz bewusst vor, und versuchen Sie, diese Zonen vom Stuhl weg nach oben in den Körper zu ziehen. Am Anfang gelingt es Ihnen vielleicht nicht, die Muskeln des Beckenbodens so gezielt einzusetzen. Geben Sie nicht auf: Nach einer Weile werden Sie die Muskeln im Becken spüren und bewusst aktivieren können.

... und zur Entspannung der Muskeln
Ganz wichtig: Zu jedem Anspannen gehört auch immer ein bewusstes Entspannen. Lassen Sie die angezogenen Muskeln los, atmen Sie aus, und lassen Sie sie zurück nach unten sinken. Das bewusste Entspannen fällt vielen Leute schwerer als das Anspannen. Je stärker Ihr Beckenboden wird und je besser Ihr Gefühl für ihn, desto leichter wird Ihnen auch das Entspannen fallen.

Diese Basisübung des An- und Entspannens lässt sich hervorragend in den Alltag einbauen. Sie können Ihren Beckenboden unauffällig und jederzeit trainieren: während Sie auf den Bus warten, in der Kaffeepause, am Kochherd, während eines langweiligen Meetings, auf der Fahrt nach Hause. Idealerweise bauen Sie sich verschiedene Beckenbodenrituale in den Alltag ein:

Ich spanne den Beckenboden an ...

- ... wenn ich vom Bürostuhl aufstehe;
- ... wenn ich meine Mails abrufe;
- ... während ich die Treppe von der Garage zur Wohnung hochsteige;
- usw.

Es reicht, den Beckenboden rund fünfmal pro Tag bewusst zu aktivieren und zu entspannen, um ihn zu stärken. Ist das Gefühl für den Beckenboden erst mal da und seine Kraft grösser, kann man ihn auch bewusst während des Sex an- und entspannen.

Und wenn ich den Beckenboden nicht finde?

Geduld ist beim ersten Erfühlen des Beckenbodens die wichtigste Tugend. Irgendwann wird es «klick!» machen, und plötzlich klappt es mit dem An- und Entspannen. Bis dahin helfen folgende Tricks:

- Frauen haben den unschlagbaren Vorteil, dass sie den Beckenboden von aussen ertasten können, indem sie einen Finger in die Scheide einführen, ihn an die Scheidenwand drücken und dann versuchen, den Beckenboden anzuspannen. Was sich jetzt wie ein Ring als härtere Gewebestruktur hinter der Scheidenwand abzeichnet, ist der Beckenboden.
- Alternativ lässt sich der Beckenboden auf dieselbe Weise über den After erfühlen. Das ist zugleich die einzige Möglichkeit für Männer, diese im Becken liegende Muskeldecke zu ertasten. Die Abgrenzung vom anderen Gewebe im After ist aber etwas schwieriger und für die meisten Personen keine angenehme Vorstellung und Aufgabe. Männer können dafür die An- und Entspannung ihres Beckenbodens sichtbar machen: Wird der Muskel während einer Erektion an- und entspannt, bewegt sich parallel dazu der Penis, weil er im Gewebe des Beckenbodens verwurzelt ist.

Sport und Beckenboden

Grundsätzlich lässt sich der Beckenboden auch durch Sport stärken; es eignen sich aber nicht alle Sportarten gleich gut. Besonders positiv wirken sich etwa Pilates oder Yoga aus, die teils gezielt die entsprechenden Muskelgruppen, oft «Powerhouse» genannt, in die Übungen integrieren. Ebenfalls ein gutes Training für den Beckenboden sind Tänze, bei denen die Hüften stark zum Einsatz kommen und bewegt werden.

Sogenannte Stop-and-go-Sportarten, bei denen der Körper schnellen Geschwindigkeitswechseln ausgesetzt ist (Tennis, Handball, Basketball usw.), oder auch Joggen können für einen bereits geschwächten Beckenboden eine Belastung darstellen. Für einen gesunden, trainierten Beckenboden sind diese ruck- oder schlagartigen Belastungen aber kein Problem.

Liebeskugeln und andere Hilfsmittel
Gewisse Sex-Toys, zum Beispiel sogenannte Liebeskugeln, nehmen für sich in Anspruch, den Beckenboden zu trainieren (mehr zum Thema Sex-Toys auf Seite 115). Die meisten Beckenbodentrainerinnen stehen solchen Hilfsmitteln skeptisch gegenüber. Fest steht: Kein Instrument oder Objekt, das man einführen kann, ersetzt die bewusste Auseinandersetzung mit dem Beckenboden und das gezielte An- und Entspannen dieser Muskelgruppe. Es kann sich aber lohnen, als Ergänzung zu den normalen täglichen Übungen mit diesen Hilfsmitteln zu experimentieren, falls man Lust darauf hat. Alles, was das Gefühl für den Beckenboden fördert, ist hilfreich. Liebeskugeln haben beispielsweise in ihrem Innern kleine Kugeln, die in Schwingung geraten, was den Beckenboden stimulieren kann. Aber Achtung: Zu langes Tragen führt bisweilen zu Reizungen und Muskelverspannungen.

Verhütung

Ein Verhütungsmittel zu finden, mit dem sich beide wohlfühlen, ist wichtig für eine erfüllte Sexualität. Erst die Gewissheit, dass «nichts passiert», verschafft vielen Männern und Frauen die Entspannung und Sorglosigkeit, die für guten Sex unerlässlich ist.

Sex ist nicht zum Spass da – mindestens, wenn es um den Willen der Natur geht. Die hat vielmehr den Fortbestand der Spezies im Sinn. Für viele Männer und Frauen wird dieses biologische Hauptziel in grossen Teilen ihres Lebens zu einem lästigen Nebeneffekt von Sex. Sie hoffen eher darauf, dass er, mindestens auf der körperlichen Ebene, folgenlos bleibt.

INFO *Das Kondom ist das einzige Verhütungsmittel, das auch zuverlässig vor sexuell übertragbaren Krankheiten schützt.*

Das optimale Verhütungsmittel finden

Die Tabelle im Anhang dieses Buches gibt eine Übersicht über die gängigsten Verhütungsmethoden. Welche am besten passt, ist sehr individuell. Jede Frau und jedes Paar hat andere Kriterien, die bei der Wahl entscheidend sind. Wichtig ist, dass Sie diskutieren und für sich selber entscheiden, was die persönlichen Prioritäten, Vorlieben und eventuell auch Sorgen sind.

Neben der medizinischen Vorgeschichte, die vom Arzt sorgfältig abgeklärt werden soll, spielen individuelle Bedürfnisse eine grosse Rolle: Leben Sie in einer festen Partnerschaft? Bestehen Beschwerden wie unreine Haut oder starke, schmerzhafte Regelblutungen, die sich vielleicht durch eine hormonelle Verhütung positiv beeinflussen lassen? Ist überhaupt eine hormonelle Verhütung gewünscht, und vertragen Sie sie? Haben Sie ideologische Gründe, die für oder gegen ein bestimmtes Verhütungsmittel sprechen?

Die Gynäkologin, der Gynäkologe ist ein wichtiger Ansprechpartner auf der Suche nach einem (neuen) Verhütungsmittel und sollte Ihre Anliegen ernst nehmen. Viele Ärzte tun Bedenken oder Beschwerden, die mit der Verhütung zusammenhängen könnten, bedauerlicherweise schnell ab und verweisen auf statistische Unwahrscheinlichkeit. Nur hilft das Argument, dass gerade mal eine von 1000 Frauen von einem bestimmten Problem betroffen ist, wenig, wenn Sie gerade davor besonders Angst haben oder entsprechende Komplikationen handfest an sich selber erleben. Es ist keine Schande, hartnäckig zu sein und einen zweiten Arzt oder eine neutrale Beratungsstelle aufzusuchen, wenn Sie skeptisch sind.

HINWEIS *Unterm Strich gilt: Alle Vor- und Nachteile eingerechnet, sollten Sie sich mit einem Verhütungsmittel immer noch wohler fühlen als ohne.*

Je nach Lebensphase

Die Wahl des Verhütungsmittels ist keine Entscheidung, die man ein für alle Mal trifft. Je nach Lebensphase können die Vor- und Nachteile der einzelnen Methoden ein anderes Gewicht haben oder als Mittel überhaupt erst in Frage kommen. So dürfte etwa die Unterbindung in jungen Jahren keine Option sein. Später sieht es anders aus: Ist ein Mann sich sicher, dass er keine Kinder mehr bekommen möchte, kann er seine Partnerin mit dieser Massnahme von der Verhütung entlasten, die bei den meisten Paaren über Jahre Frauensache war. Ein bisschen Mut braucht es allerdings, von der Zeugungsfähigkeit Abschied zu nehmen. Vielleicht besteht der erste Schritt also im simplen Gang zum Beratungsgespräch beim Urologen.

Wie auch immer Sie sich entscheiden: Es ist wichtig, dass Sie beide hinter dem Vorgehen stehen und vorher Ihre Bedenken, aber auch Hoffnungen und Wünsche gründlich besprochen haben.

Die Pille: Fluch oder Segen?

Auch wenn hormonelle Verhütungsmethoden seit ihrer Erfindung mit sinkenden Hormondosen und verschiedenen Anwendungsmöglichkeiten (Vaginalring oder Pflaster gegenüber Pille) raffinierter geworden sind, macht sich gerade bei jungen Frauen wieder Skepsis breit. Speziell die Pille gerät wegen gesundheitlicher Risiken immer wieder in die Schlagzeilen.

Fakt ist: Komplikationen sind extrem selten, und die Pille kann als sehr sicher eingestuft werden. Aber sie ist und bleibt ein Medikament, das neben den gewünschten Effekten im Körper eben auch unerwünschte auslösen kann.

Lustverlust wegen der Pille?

Wer hormonellen Verhütungsmitteln gegenüber kritisch eingestellt ist und das auch offen äussert, wird bisweilen in eine fundamentalistische Ecke gestellt. Dabei lohnt es sich durchaus, ihren Einsatz mindestens zu thematisieren. Man weiss heute, dass hormonelle Verhütungsmittel, in welcher Form auch immer, einen negativen Einfluss auf die Lust haben. Sie unterdrücken als Nebeneffekt der Verhütung teilweise den natürlichen Sexdrive der Frau. Denn um die Zeit des Eisprungs herum erfährt die Lust einer Frau, die nicht hormonell verhütet, einen natürlichen «Kick». Das passiert, weil es sich jetzt biologisch betrachtet für die Frau lohnt, Sex zu haben, da sie leicht schwanger werden kann.

Diese Lust um den Eisprung herum treibt erstaunliche Blüten. Man weiss aus Untersuchungen, dass Frauen in dieser Zeit mehr Haut zeigen und eher einen Seitensprung begehen. Forscher konnten zudem in einer absolut seriösen Studie belegen, dass Tänzerinnen in Go-go-Bars in den Tagen um ihren Eisprung herum bis zu einem Drittel mehr Geld verdienen. Offenbar sind sie in dieser Zeit schlicht überzeugender, was das Aufreizen der Kundschaft angeht. Weil hormonelle Verhütungsmittel den Eisprung verhindern, entfällt auch der Lustzuwachs. Und das gilt für die Go-go-Tänzerin genauso wie für die Detailhandelsfachfrau.

Ob und wie stark eine Frau einen Lustverlust wegen hormoneller Verhütungsmittel erlebt, ist aber höchst individuell.

Körper und Geist im Auge behalten

Ein nicht unproblematischer Punkt ist, dass heute viele Frauen kaum die Chance haben, ihren Zyklus – und überhaupt ihren Körper – ohne künstlichen hormonellen Einfluss zu erleben. Sie bekommen schon sehr jung die Pille verschrieben; oft nicht nur zu Verhütungszwecken, sondern wegen Menstruationsbeschwerden oder unreiner Haut. Dabei tut sich im Verlauf des Zyklus und des natürlichen Zusammenspiels der Hormone so einiges. Frauen, die nach vielen Jahren der Pilleneinnahme auf hormonelle Verhütungsmittel komplett verzichten, berichten, dass sie ihren Körper wieder ganz anders erleben.

Bei allen Einwänden ist es mindestens ebenso wichtig, hormonelle Verhütungsmittel nicht zu verteufeln. Sie sind sicher, anwenderfreundlich und können viele positive Nebeneffekte haben. Aber sie bleiben «unnötige» Medikamente, die man normalerweise nicht wegen einer Krankheit, sondern in gewisser Weise zum Vergnügen einnimmt.

HINWEIS *Die Entscheidung für ein Verhütungsmittel bleibt immer eine ganz individuelle, die sich von Lebensphase zu Lebensphase verändern kann. Jedes Mittel hat Vor- und Nachteile – und manchmal kommt man nicht darum herum, auszuprobieren, was am besten passt.*

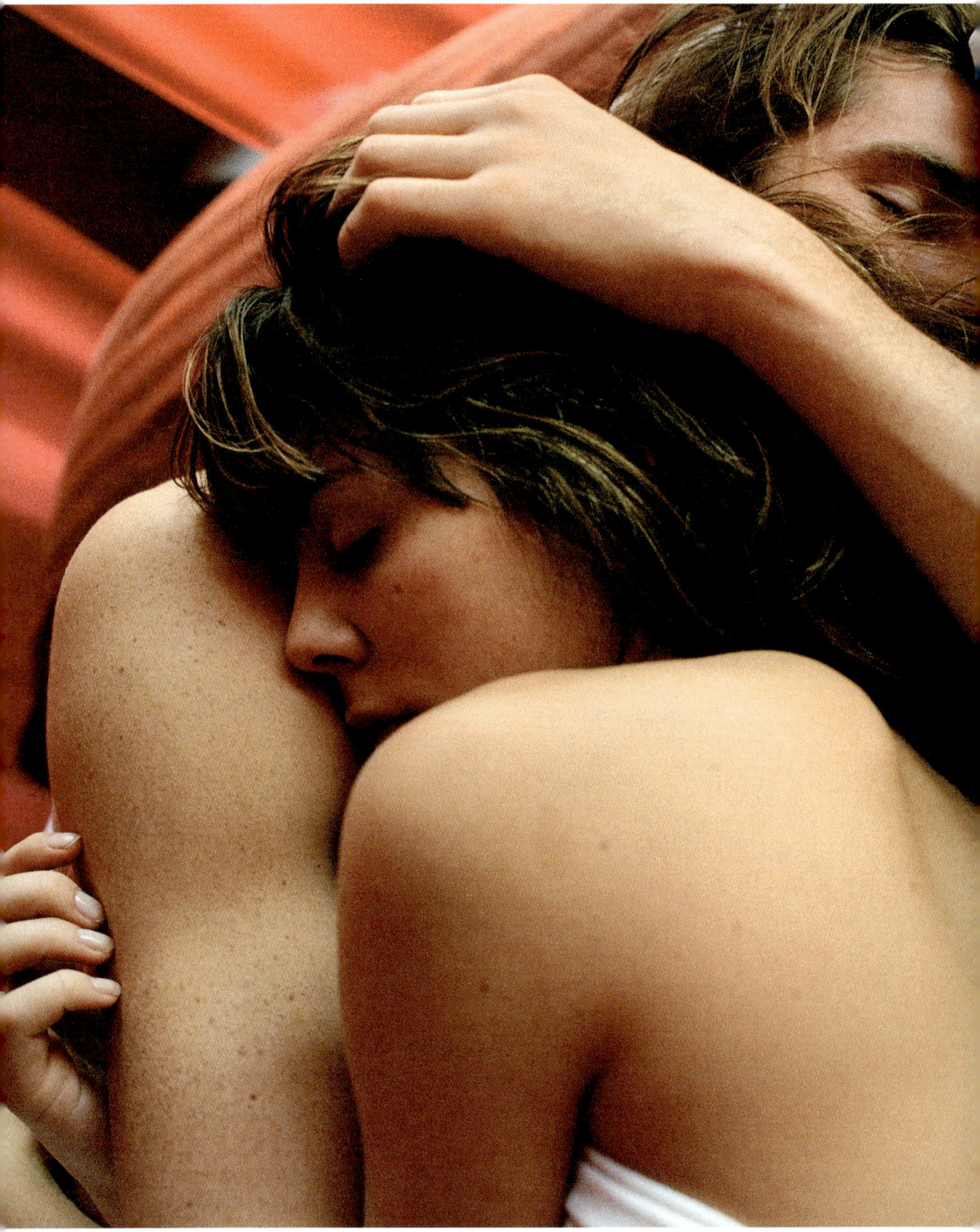

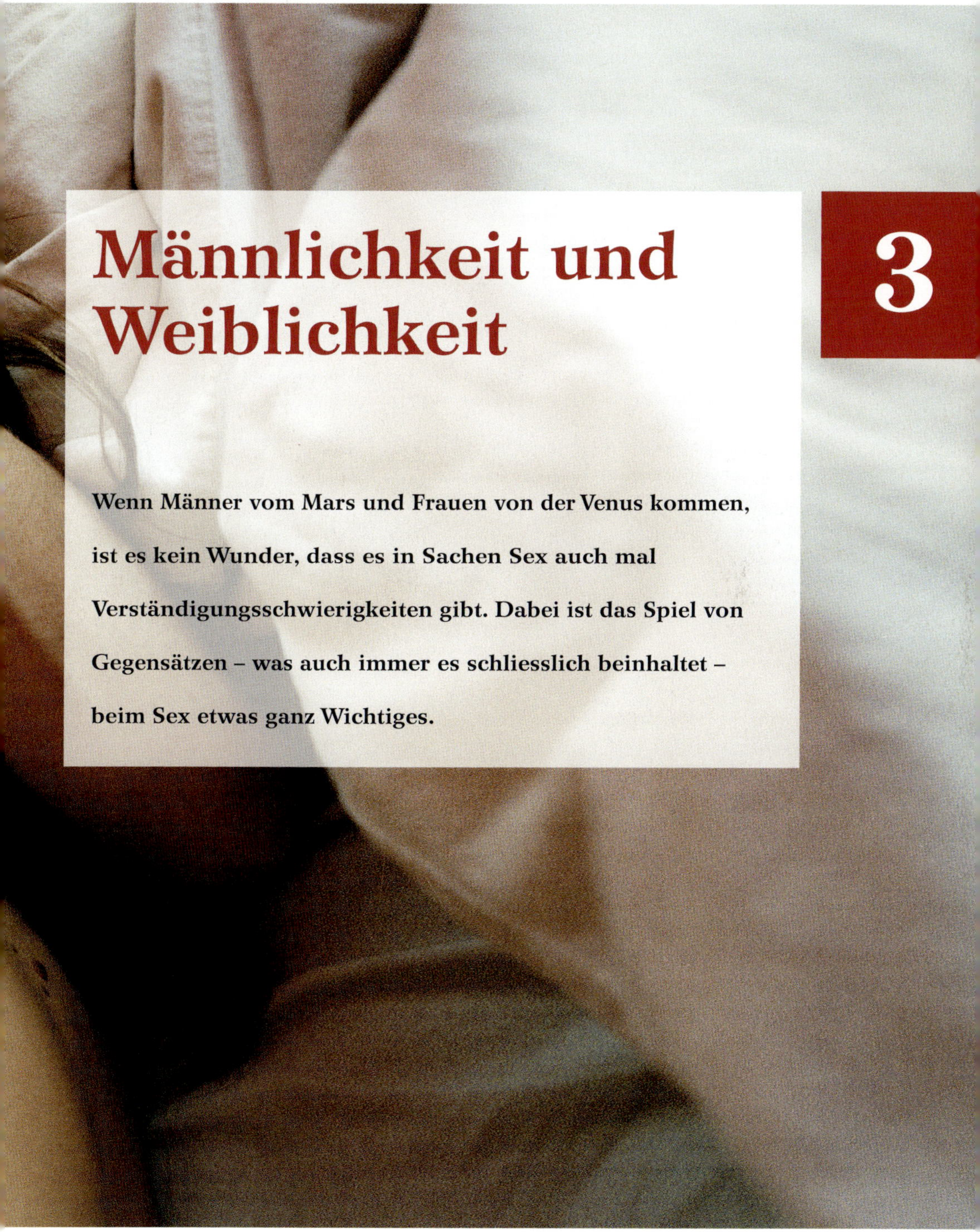

Männlichkeit und Weiblichkeit

3

Wenn Männer vom Mars und Frauen von der Venus kommen, ist es kein Wunder, dass es in Sachen Sex auch mal Verständigungsschwierigkeiten gibt. Dabei ist das Spiel von Gegensätzen – was auch immer es schliesslich beinhaltet – beim Sex etwas ganz Wichtiges.

Wie der Körper die Sexualität beeinflusst

Geben und Annehmen, Eindringen und Einlassen – diese fundamentalen Konzepte beeinflussen unser Sexleben stärker, als die meisten Leute realisieren. Das hat einerseits mit Anatomie zu tun, aber auch mit einer Geisteshaltung.

Einen nackten Mann von einer nackten Frau zu unterscheiden, fällt den meisten Menschen leicht. Grösse, Körperbau, Geschlechtsteile – es gibt zahlreiche verlässliche Hinweise. Gerade der Unterschied zwischen den Geschlechtsteilen ist derart selbstverständlich, dass viele Männer und Frauen völlig vergessen, wie bedeutungsvoll er ist und welche Konsequenzen sich aus diesen körperlichen Grundvoraussetzungen ergeben. Es dominiert die Haltung: Männer haben einen Penis und Frauen eine Vagina – was soll daran so weltbewegend sein?

HINWEIS *Die Anatomie der Körper von Mann und Frau hat einen massiven Einfluss darauf, wie Sex psychisch erlebt wird.*

Vom Eindringen und Einlassen

Natürlich gibt es viele verschiedene Spielarten von Sex, und es wäre schade, die eine oder andere Form vorschnell als weniger wichtig oder gar als weniger lustvoll zu betrachten. Aber bleiben wir einen Moment beim klassischen Geschlechtsakt, der Penetration: Die wenigsten Menschen – ob sie nun jung sind oder älter, erfahren oder unerfahren – haben sich je Gedanken darüber gemacht, welche Bedeutung dieser Geschlechtsakt auf der psychologischen Ebene hat.

HINWEIS *Eindringen und Einlassen sind Gegensätze, die komplett unterschiedliche Konsequenzen und Herausforderungen mit sich bringen.*

«Der Mann dringt mit seinem Penis in die Scheide der Frau ein», heisst es nüchtern und korrekt in so manchem Lehrbuch. Über die psychische Tragweite dieses Aktes wird aber leider kein Wort verloren. Darüber, was es bedeutet, dass der Mann in einen anderen Körper eindringt und dass die Frau einen anderen Menschen in ihren Körper einlässt. Schaut man sich die Essenz dieser komplementären Vorgänge an, wird plötzlich ihre Tragweite vorstellbar. So ist es denn auch genau dieses Unterschiedliche und Komplementäre, das zu einem grossen Teil erklärt, warum Männer und Frauen Sex anders erleben und ihm in vielen Bereichen auch einen anderen Stellenwert zuschreiben.

KOMPLEMENTÄR, ABER AUCH FLIESSEND

Dieses Kapitel baut auf dem Konzept auf, dass es sich bei Männlichkeit und Weiblichkeit um zwei gegensätzliche, klar trennbare Dinge handelt, die sich, wenn man es nur richtig anstellt, ergänzen. Das mag in vielen Bereichen zutreffen, ist aber trotzdem nur eine Art und Weise, das Thema Geschlecht zu betrachten. In vielerlei Hinsicht dürfte es sich bei Männlichkeit und Weiblichkeit auch um die Endpole auf einer Linie handeln. Und auf dieser Linie gibt es unendlich viele Abstufungen, mit denen man sich vielleicht mehr identifizieren kann als mit einem der Extreme. Besonders dann, wenn es um einzelne Aspekte geht, auch in der Sexualität. Wichtig ist, dass man sich selbst und sein Wesen nicht verleugnet und dazu steht, wie man ist und wie man denkt. ■

Die Rollen des Eindringenden und der Einlassenden sind beim Geschlechtsverkehr physiologisch fix dem Mann respektive der Frau zugewiesen. Das ist auch ein Grund dafür, dass viele Männer anale Stimulation durch ihre Partnerin vom Gefühl her zwar geniessen, dabei aber trotzdem Hemmungen haben. Hinter diesen Vorbehalten steckt oft die Angst vor einem Tabubruch, davor, dass die Rollen des Eindringenden und der Einlassenden, oder eben des Männlichen und des Weiblichen, vertauscht werden. Dass die Umkehr dieses fundamentalen Prinzips Verunsicherung auslöst, ist somit plötzlich verständlich, auch wenn dagegen absolut nichts einzuwenden ist (Tipps für anale Stimulation bei ihm und bei ihr im Kapitel «Spass in der Tabuzone: Analverkehr» auf Seite 112).

Kleiner Unterschied – grosse Konsequenz

Das Einlassen stellt die Essenz der weiblichen Sexualität dar, während das Eindringen die Essenz der männlichen Sexualität ist. Mann und Frau können diese beiden Rollen nicht einfach so tauschen, und der Unterschied zwischen den beiden Prinzipien zeigt, wie physische Gegebenheiten psychische Folgen haben können.

HINWEIS *Sich der Konsequenzen dieser «Ur-Rollen» bewusst zu sein, fördert das Verständnis zwischen Männern und Frauen in Bezug auf die verschiedenen Herangehensweisen in Sachen Sex.*

Wie gross der Unterschied zwischen Eindringen und Einlassen ist, zeigt folgendes Alltagsbeispiel: Die meisten Menschen können spontan und ohne grosse Hemmungen das Schlafzimmer einer anderen Person betreten. Sie werden aber zögerlich, wenn es darum geht, jemand anderes in die Privatsphäre ihres eigenen Schlafzimmers einzulassen – wenn sie Timing und Ablauf nicht bis ins letzte Detail bestimmen können. Natürlich sind Vaginas und Wohnräume nicht dasselbe, aber das Gedankenspiel soll deutlich machen, dass Männer beim Sex psychologisch betrachtet eine kleinere Hürde zu überwinden haben als Frauen.

HINWEIS *Es gibt keine abschliessenden Regeln, wie Männer und Frauen die Welt erleben. Einige Dinge sind für das eine Geschlecht typischer als für das andere. Aber schliesslich gilt: Die Sexualität eines Menschen ist so individuell wie sein Fingerabdruck.*

Mit dem Kopf bei der Sache – ohne nachzugrübeln

Was aber bedeutet dieser Unterschied konkret und für jeden einzelnen Mann und jede einzelne Frau? Sex wird ganz bestimmt nicht lustvoller, wenn Sie nun stundenlang über die fundamentale Bedeutung des Eindringens und Einlassens nachgrübeln. Aber die Andersartigkeit und auch dieses Ungleichgewicht zu erkennen, hilft, sich ins Gegenüber hineinzuversetzen. Und dieses Hineinfühlen ist auf dem Weg zu gutem Sex extrem wichtig. Es erlaubt, Sex bewusster zu erleben, kreativ auf den Partner, die Partnerin einzugehen, und es hilft, zu verstehen, warum sich Männer und Frauen nicht immer einig sind, wann und wie Sex passieren soll.

Die Hemmung des Eindringlings

Die meisten Paare finden, selbst wenn sie sich erst seit kurzem kennen, instinktiv einen Weg, wie das Eindringen des Mannes in den Körper der Frau zu etwas vollumfänglich Lustvollem wird. Viele Frauen erleben dieses erste Eindringen des Penis als etwas besonders Schönes und Intensives.

Der Moment kann allerdings auch kritisch sein. Manche Männer haben Angst, ihrer Partnerin beim Geschlechtsverkehr wehzutun. Sie sind sich ihrer phallischen Kraft und der Grenzüberschreitung auf diffuse Weise bewusst und können diese Dinge nicht als etwas Lustvolles erleben.

In der Regel sind die entsprechenden Ängste unbegründet. Die meisten Frauen stellen sich auf den Standpunkt: «Ich wehre mich schon, wenn sich etwas nicht gut anfühlt.» Situationen und Ängste wie diese belegen, warum Vertrauen und ein offener Austausch beim Geschlechtsverkehr so unendlich wichtig sind. Beides sind Dinge, die gepflegt und auch geübt werden müssen (mehr zum Thema «Über Sex reden» siehe Seite 121).

INFO *Sex darf nicht wehtun! Schmerzen weisen auf körperliche oder psychische Probleme hin, die man nicht ignorieren darf und vielleicht auch mit einer Fachperson besprechen muss.*

Geschlechterrollen beim Sex – das Tabu im Tabu

Guter Sex braucht Männlichkeit und Weiblichkeit. In diesem Kapitel erfahren Sie, warum das so ist – und weshalb es keine final gültige Checkliste gibt, was männlich oder weiblich ist.

Ob man will oder nicht: Geschlechterrollen sind ein wichtiges Thema in der Sexualität. Denn Sex hat nicht nur auf der körperlichen Ebene mit Männlichkeit und Weiblichkeit zu tun. Auch im Sinne des «Genders», also des sozialen Geschlechts oder der Geschlechterrolle, sind Femininität und Maskulinität zentrale Aspekte.

Ein grosses Problem an der Genderdiskussion ist, dass sie irgendwie «unsexy» ist. Bei aller Liebe zur Gleichberechtigung gibt es heute kaum ein Gesellschaftsthema, das Männer und Frauen derart reizt, verwirrt und oft auch überfordert. Darum herum kommt ein vernünftiger Sexualratgeber trotzdem nicht. Für guten Sex ist es nämlich wichtig, dass sich Männer und Frauen ihrer Männlichkeit oder eben Weiblichkeit bewusst sind – und zwar auch auf einer gewissen archaischen Ebene. Denn bei lustvollem Sex ticken Menschen nun mal eine Spur mehr wie Herr und Frau Neandertaler, als uns bewusst und lieb ist. In der Genderdiskussion mieft die Forderung nach einem archaischeren Rollenbild nach Rückschritt, «zurück zu den Wurzeln» klingt nach «Frauen zurück an den Herd». Doch die Sache ist (zum Glück?) komplizierter.

Die Bodenhaftung nicht verlieren

Sex ist in vielerlei Hinsicht etwas sehr Ursprüngliches, Archaisches. Körperlichkeit und primäre Bedürfnisse spielen eine tragende Rolle, der evolutionsbiologisch verankerte Wunsch nach Fortpflanzung ist eine treibende Kraft. Er mag nicht die einzige und vor allem nicht die letztlich ausschlaggebende Stimme in der Diskussion sein, aber trotzdem eine, die man weder überhören kann noch sollte.

HINWEIS *Das archaisch Weibliche und das archaisch Männliche sind wichtig für guten Sex. So wie es auf der physischen Ebene in irgendeiner Form das Zusammenspiel zwischen Eindringen und Aufnehmen braucht, braucht es auch das Zusammenspiel zwischen Männlichkeit und Weiblichkeit.*

Die grosse Angst vor dem Primitiven

Sich mit archaisch männlichen oder archaisch weiblichen Eigenschaften zu identifizieren, fällt vielen Männern und Frauen heute schwer, weil sie es als Rückschritt empfinden. Sie haben Angst, oberflächlich zu sein, wenn Dinge wie Stärke, Dominanz oder Versorgerqualitäten zu ihrem Männlichkeitskonzept gehören oder Dinge wie Sanftheit, Verletzlichkeit oder Fürsorglichkeit zum Weiblichkeitskonzept. Dabei geht vergessen, dass das immer nur Puzzleteile eines grossen Ganzen sind und dass Geschlechteridentitäten durch viele verschiedene Aspekte gelebt werden können. Und vor allem, dass sich Stärke nicht nur in Muskelkraft äussern kann und Fürsorglichkeit nicht nur in der Qualität der Kochkünste.

Es braucht Mut, Frau zu sein und sich hinzugeben, genauso wie es Mut braucht, Mann zu sein und zu seiner phallischen Kraft zu stehen. Aber beide Geschlechterrollen, mit welchen ihrer Facetten man sich auch immer identifiziert, sind wichtig für guten Sex. Dabei geht es nicht darum, sich zu fragen, was die Gesellschaft will, sondern darum, was Sie selber und was Ihre Partnerin oder eben Ihr Partner will.

HINWEIS *Geschlechterrollen sind komplex. Weiblichkeit schliesst Stärke und das Einfordern von Wünschen nicht aus, genauso wie Männlichkeit Sensibilität nicht ausschliesst.*

Geschlechterrollen bringen Würze

Ob man es wahrhaben will oder nicht: Wenn die Partner ihre jeweilige Geschlechterrolle in der Sexualität nicht ausleben können und die Geschlechterrolle, die sie von einem Partner erwarten, nicht in irgendeiner Form vorfinden, wird der Sex nie übers Mittelmass hinauskommen.

Dabei reagieren Männer und Frauen anders auf die Tatsache, ob Rollenanforderungen erfüllt sind oder nicht. Für Männer ist es vor allem wichtig, dass optisch weibliche Schlüsselreize vorhanden sind. Das heisst, etwas simpel ausgedrückt: Eine Frau muss in ihren Augen einfach visuell weiblich und attraktiv sein, hat aber auf der Verhaltensebene viele Freiheiten.

HINWEIS *Im Spiel zwischen den Geschlechtern laufen die Reaktionen auf beiden Seiten meist unbewusst ab. Dazu kommt, dass die Auffassung davon, was männlich und was weiblich ist, sehr individuell ist. Entscheidend ist, dass man als Paar die Puzzleteile richtig zusammenfügen kann und in dieser Beziehung auch einfach kompatibel ist.*

Frauen reagieren oft mit Lustlosigkeit auf «unmännliche» Verhaltensmuster, also etwa auf fehlendes Durchsetzungsvermögen oder übermässige Sanftheit. Das bedeutet vermutlich, dass die Geschlechterrolle in Bezug auf die Sexualität für Männer schwieriger zu leben ist, weil sie ein gewisses, von der Frau gewünschtes Sozialverhalten zeigen müssen. Das ist eine komplexere Aufgabe, als einfach nur hübsch auszusehen. Weiter gelten viele klassisch männliche Attribute wie Dominanz und ein gewisses Mass an Aggression in der heutigen Gesellschaft als wenig wünschenswert oder sogar als Störfaktoren.

Männliche Lust, weibliche Lust

Es ist schon fast gemein: Da haben Mann und Frau die Möglichkeit, die wunderbare Sache namens Sex gemeinsam zu erleben. Doch auch wenn das Ziel in den Köpfen von Männern und Frauen vielleicht dasselbe ist – die Ansichten darüber, welcher Weg dorthin führen soll, sind oft sehr verschieden.

Auch wenn Pauschalurteile selten tragfähig sind, lassen sich doch bei den Geschlechtern typische Muster erkennen. Die männliche Sexualität funktioniert viel stärker über optische Reize als die weibliche. Wenn ein Mann eine hübsche Frau sieht, bekommt er Lust auf mehr. Frauen bekommen dagegen eher durch Stimmungen und Atmosphäre Lust: Wenn eine Frau einen schönen Mann sieht, mag ihr der Anblick zwar durchaus gefallen, aber es passiert sexuell noch nicht viel. Zwar liefern neue Forschungsergebnisse Hinweise darauf, dass physisch bei Frauen durchaus Erregung messbar ist, wenn ihnen erotische Bilder oder Videos gezeigt werden. Diese Erregung ist aber nicht derart klar mit dem Impuls verknüpft, dann auch tatsächlich Sex haben zu wollen, wie beim Mann.

Was ihn erregt – was ihr Lust macht

Der Gegensatz zwischen Optik und Atmosphäre als Erregungsgrundlage stellt ein wichtiges Grundproblem in sexuellen Beziehungen dar. Nicht nur, dass das zwei völlig unterschiedliche Dinge sind. Es ist auch einfach viel simpler, ein gutes Bild zu erzeugen als eine gute Atmosphäre. Wer also schon immer irgendwie vermutet hat, dass Frauen im Sexuellen komplizierter sind

ÜBUNGEN: MÄNNLICHKEIT, WEIBLICHKEIT

Was heisst für Sie Männlichkeit beziehungsweise Weiblichkeit? Die folgenden Übungen helfen beiden Partnern, ihre Männlichkeit oder Weiblichkeit neu zu entdecken.

Übung 1

In dieser Übung geht es darum, schrittweise und wertungsfrei zwei Konzepten auf die Spur zu kommen, die ganz viele Aspekte umfassen. Schreiben Sie für beide Kategorien auf, was für Sie Weiblichkeit bzw. Männlichkeit bedeutet. Sie dürfen ruhig auch Punkte notieren, die Ihnen spontan seltsam oder klischiert vorkommen. Schreiben Sie es auf, wenn Weiblichkeit für Sie beispielsweise «lange Haare haben» beinhaltet, auch wenn es Ihnen oberflächlich vorkommt. Vermutlich ist es ja nur ein Aspekt von vielen. Versuchen Sie, für jede Kategorie mindestens zehn Punkte zu finden.

Weiblichkeit heisst für mich ...

- ... ein gutes Gespür für die Stimmungen anderer Personen zu haben;
- ... verletzlich zu sein;
- ... in schwierigen Situationen stark zu sein;
- ... mich um meinen Körper zu kümmern und mich schön zu machen;
- ... mich mit Freundinnen über Dinge auszutauschen, die mich beschäftigen;
- ...

Männlichkeit heisst für mich ...

- ... in brenzligen Situationen die Führung zu übernehmen;
- ... für meine Partnerin den Deckel des Gurkenglases aufzuschrauben;
- ... mich in einer Gruppe sozial zu behaupten;
- ... mit den Händen zu arbeiten;
- ... mit Kollegen nach Abschluss eines Projekts ein Bier trinken zu gehen;
- ...

Übung 1

Versuchen Sie zu entdecken, in welchen Alltagssituationen Sie mit Ihrer eigenen Männlichkeit oder Weiblichkeit in Kontakt kommen. Schreiben Sie mindestens zehn Punkte auf:

Für Sie: Ich fühle mich weiblich ...

- ... wenn ich umworben werde;
- ... wenn man galant zu mir ist;
- ... wenn ich mich für den Ausgang schön gemacht habe;
- ...

Für Ihn: Ich fühle mich männlich ...

- ... wenn ich einen Abend mit meinen Freunden im Ausgang verbringen kann;
- ... wenn ich mich im Krav-Maga-Training behaupten konnte;
- ... wenn ich ein Problem lösen konnte;
- ...

Besprechen Sie die Ergebnisse zusammen mit Ihrem Partner, Ihrer Partnerin:

- Welche Gemeinsamkeiten sehen Sie?
- Wo unterscheiden sich Ihre Ansichten, und warum?
- Welche Punkte haben Sie überrascht?
- Welche Punkte können Sie teilen und gemeinsam erleben?

Falls Sie die Übung für sich alleine gemacht haben: Vielleicht haben Sie eine enge Vertraute oder einen engen Vertrauten des Geschlechts, mit dem Sie sich darüber austauschen können. Oder Sie schauen ganz einfach, ob sich Ihre Sichtweise auf das Thema durch das blosse Ausfüllen schon verändert hat. ■

als Männer, hat, mindestens was die Lust angeht, recht. Dazu folgendes Beispiel:

- **Seine Idee eines gelungenen Abends:** Nach einem anstrengenden Arbeitstag kommt er nach Hause und möchte zuerst ein bisschen «herunterfahren». Er sieht seine Frau, die er liebt und attraktiv findet, und er möchte Sex. Er fasst ihr an die Brüste und an den Po, weil es ihm Lust bereitet und weil er glaubt, dass es auch ihr Lust macht. Er möchte mit ihr schlafen, weil ihn das entspannt, befriedigt und ihm den Kopf frei macht. So erfrischt, freut er sich auf den weiteren Abend und möchte gemeinsam in Ruhe kochen, in ihrer Nähe sein und die Zweisamkeit geniessen.
- **Ihre Idee eines gelungenen Abends:** Nach einem anstrengenden Arbeitstag kommt sie nach Hause und möchte zuerst ein bisschen «herun-

terfahren». Sie sieht ihren Mann, den sie liebt und attraktiv findet. Sie möchte emotionale Nähe und eine gute Stimmung schaffen, weil es sie entspannt und ihr den Kopf frei macht. Zu diesem Zweck will sie sich mit ihrem Mann austauschen, von ihrem Tag und dem, was sie beschäftigt, erzählen und dasselbe von ihm hören. Sie möchte entspannt mit ihm etwas kochen, in seiner Nähe sein, die Zweisamkeit geniessen – und dann, wenn alles erledigt und die Stimmung gut ist, Sex haben.

Auch wenn die Visionen eines gemeinsamen Abends also aus den fast gleichen Bausteinen aufgebaut sind – im Timing gibt es einen fundamentalen Unterschied. Und genau dieser Unterschied macht Männern und Frauen im Alltag zu schaffen.

HINWEIS *Es braucht Kreativität und Entgegenkommen, die Wünsche und Bedürfnisse von Mann und Frau auf einen gemeinsamen Nenner zu bringen.*

Wie ein idealer Abend ganz genau aussehen soll, ist natürlich nicht nur vom Geschlecht abhängig, sondern von Person zu Person verschieden. Als Paar kommt man nicht darum herum, offen seine Wünsche auszusprechen und konkret auszudiskutieren, wie man einen gemeinsamen Nenner finden könnte. Vergessen Sie dabei die Option nicht, sich auch einfach mal kompromisslos auf das Wunschprogramm des Gegenübers einzulassen.

Das ganze Leben ist ein Vorspiel

«Nach dem Spiel ist vor dem Spiel» – wenn Sex und Fussball auch nur eine Gemeinsamkeit haben, dann ist es diese. Viele Leute machen den Fehler, Sex als einen isolierten Beziehungsaspekt zu betrachten. Das ist nicht nur falsch, es ist auch ganz einfach schade, weil es mit dieser Einstellung viel schwieriger ist, zu einem echten Topteam zu werden – um nochmals auf den Fussballvergleich zurückzukommen.

Viele Männer und Frauen bauen ihre Sexualität auf der Idee auf, dass ein Paar sich zuerst streicheln und küssen muss, bis beide bereit sind für «richtigen» Sex. Dabei dominiert die unausgesprochene Idee, dass das Vorspiel vor allem für die Frau wichtig ist, während der Mann die Sache als lästiges Mittel zum Zweck betrachtet. Auch wenn die Forderung nach ausgiebigem Vorspiel vielleicht sogar liebevoll gemeint ist, wird diese Haltung auf der Mission «guter Sex» nicht unbedingt hilfreich sein. Jedenfalls dann nicht, wenn man das Vorspiel als eine Reihe von spezifischen Handgriffen betrachtet, die der Mann auszuführen hat, damit die Frau dann irgendwann «bereit ist für Sex».

Das ist, wie wenn man eine Vorspeise nicht als Essen betrachten würde. Zugegeben: Für die einen mag der Hauptgang tatsächlich das Beste in der Menüabfolge sein, doch es gibt mehr als genug Leute, die mit einem Potpourri an Vorspeisen weit glücklicher wären oder für ein bombastisches Dessert alles Pikante liegen lassen würden, ohne mit der Wimper zu zucken. Zu behaupten, Vorspeisenfans oder Dessertliebhaber hätten per se keine Ahnung von Essen und Geniessen, wäre schlicht absurd. Und das gilt auch für die Sexualität.

HINWEIS *Es ist wichtig, die Idee abzulegen, dass das Vorspiel ein Pflichtprogramm vor der sexuellen Kür darstellt. Vorspiel ist im Gegenteil all das, was passiert, nachdem ein Paar Sex gehabt hat und bis es wieder welchen hat.*

Heute lieber nicht

Die Appetenzphase, also die Zeit, in der sich die Lust oder eben der Appetit auf Sex entwickelt, wird leider von vielen Paaren schlecht genutzt. Gerade Paare in länger dauernden Beziehungen können sich nicht mehr ohne Weiteres darauf verlassen, dass sie sich nur schon beim Anblick des Partners vor Lust verzehren. Sie sollten ihre Ideen von dem, was Lust macht, sorgfältig durchleuchten.

In den meisten Beziehungen ist es die Frau, die über fehlende Lust klagt. Sie wieder zu entfachen, gelingt aber bestimmt nicht dadurch, dass der Mann kurz vor dem Akt die kartografisch bestimmten erogenen Zonen der Frau berührt und auf möglichst baldiges Entzücken hofft. Lust auf Sex kann während Stunden oder sogar Tagen entstehen. Dieses Wachsen hat vor allem bei der Frau mitunter wenig mit konkret Sexuellem zu tun. Viele Frauen beschreiben, dass für sie dann die Lust auf Sex auf- oder zurückkommt, wenn ihnen der Partner im Alltag Raum und Zeit für sich selber oder die Beziehung ermöglicht und sie entlastet. So kann etwas Profanes wie das Herunterbringen des Mülls auf lange Sicht lustfördernd sein. Genauso wie die SMS, die zeigt, dass man aneinander denkt. (Mehr zum Thema Lust und wie man damit umgeht, wenn sich die Anziehung im Verlauf einer Paargeschichte verändert, im Kapitel «Lust: Macher, Killer, Flauten, Höhepunkte», Seite 159.)

Wenn unterschiedliches Stressmanagement den Sex vermiest

Stress ist ein grosses Problem in modernen Beziehungen und kann einen nachhaltig negativen Einfluss auf das Sexualleben eines Paares haben. 30 bis 40 Prozent der Paare klagen über fehlende Lust, und Stress wird als einer der häufigsten Gründe dafür genannt. Seine negativen Effekte dürften die meisten schon zu spüren bekommen haben: Zum einen macht er müde und gereizt. Zum andern vermiesen Probleme und Sorgen einem aber auch mit im Kopf kreisenden Gedanken jede freie Zeit. Dies wiederum ist eine denkbar schlechte Voraussetzung für ein lustvolles Liebesleben.

Orgasmus als Stresstherapie

Erschwerend kommt hinzu, dass sich auch hinsichtlich des Themas Stress und Sexualität ein deutlicher Geschlechtergraben zeigt: Für Männer ist Sex in stressigen Zeiten ein willkommenes Ventil, um Druck abzulassen. Die tiefe Entspannung nach dem Orgasmus wird sogar mehr oder weniger bewusst als wahre «Anti-Stress-Therapie» eingesetzt. Gerne durch Sex mit der Partnerin, aber auch durch Masturbation.

Für Frauen funktioniert diese Technik kaum. Einerseits verläuft die Erregungs- und Entspannungskurve rund um den Sex bei der Frau ganz anders (siehe Seite 74). Genussvoller Sex endet für die Frau nicht zwingend und unmittelbar nach dem Orgasmus in absoluter Gelöstheit. Gravierender: Stress ist für viele Frauen ein absoluter Lustkiller, weil er die Stimmung sabotiert. So gilt besonders in stressigen Zeiten: Jede Entlastung, die ein Mann seiner Partnerin bieten kann, wirkt sich langfristig positiv auf das Liebesleben des Paares aus.

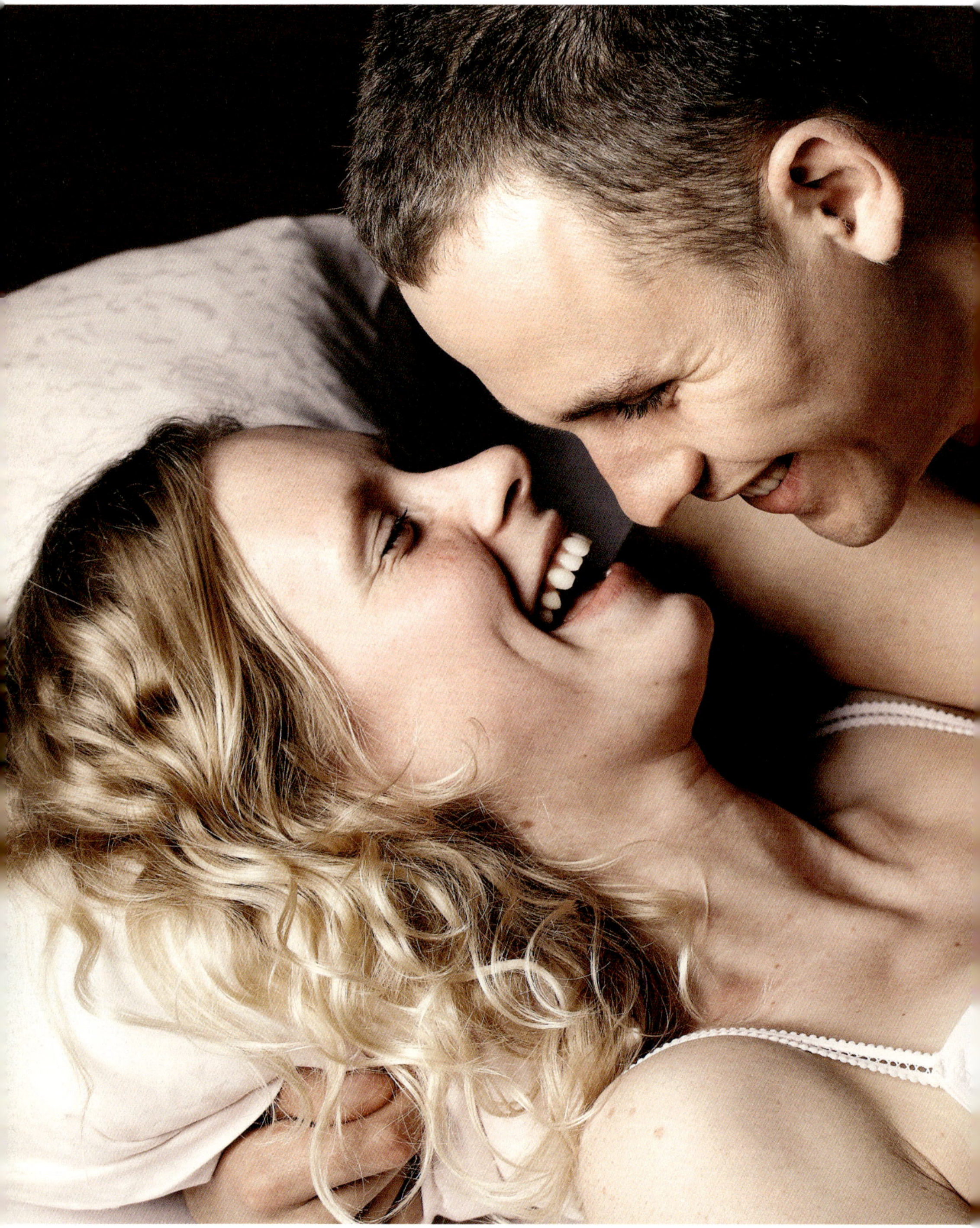

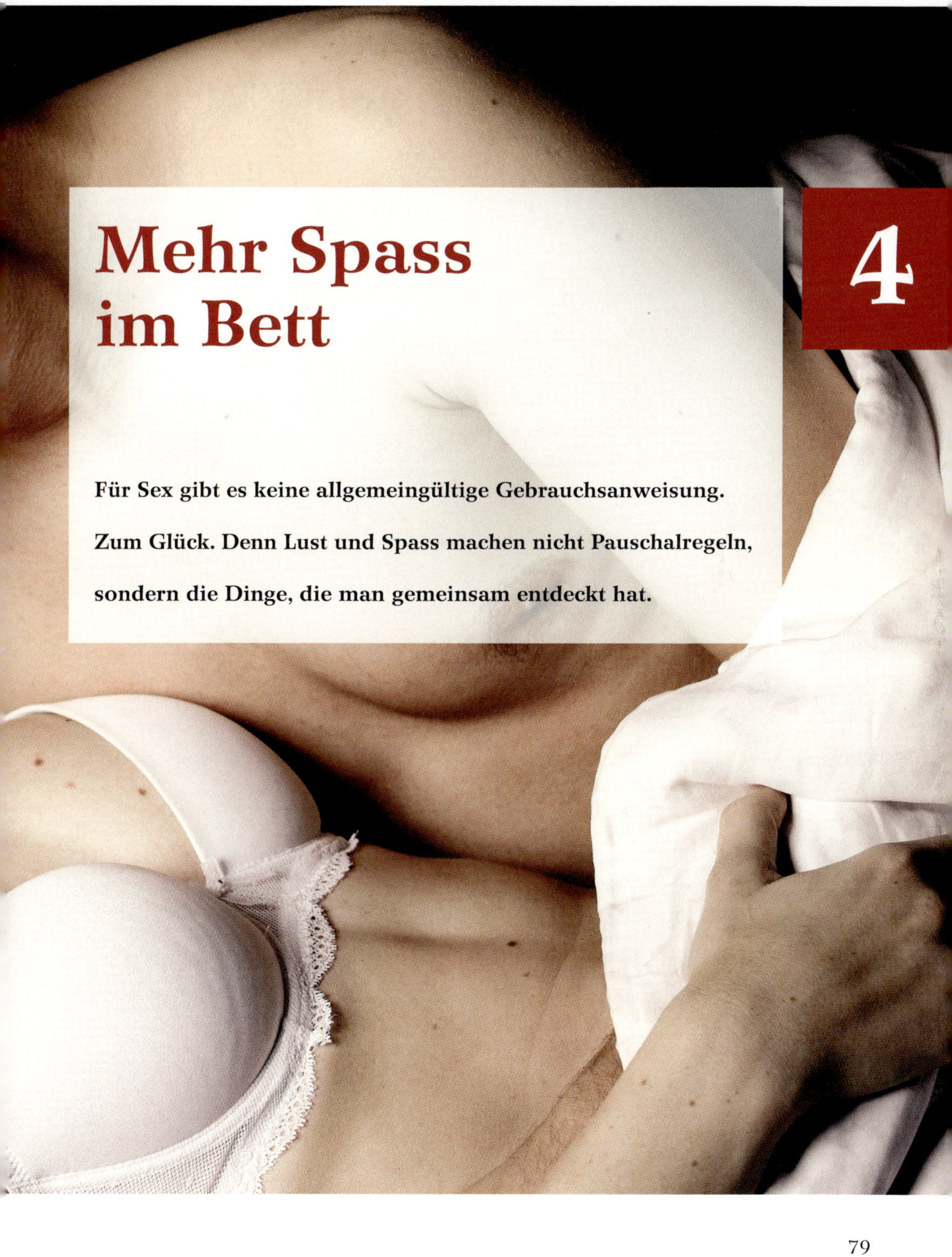

4

Mehr Spass im Bett

Für Sex gibt es keine allgemeingültige Gebrauchsanweisung. Zum Glück. Denn Lust und Spass machen nicht Pauschalregeln, sondern die Dinge, die man gemeinsam entdeckt hat.

Bevor es zur Sache geht

Neugierde, Kreativität und eine gehörige Portion Humor – das sind die besten Entdeckerinstrumente auf dem Weg zu einer erfüllten Sexualität.

In einen guten Sexratgeber gehören Sextipps. Sie sollen hilfreich, konkret und kreativ sein. Sie sollen zum Ausprobieren und Entdecken anregen, vor allem aber auch praktisch und ehrlich sein. Was ein guter Sexratgeber nicht verspricht, sind Patentrezepte, die einen von heute auf morgen in den perfekten Liebhaber oder die perfekte Liebhaberin verwandeln. Ganz einfach, weil es solche Tricks und Zauberhandgriffe nicht gibt.

HINWEIS *Nichts ist individueller als guter Sex. Was dem einen sexuelle Glückseligkeit schenkt, ist für den andern ein absolutes No-go.*

Jeder Mensch ist anders. Was den einen in Verzückung versetzt, lässt den andern kalt – oder stört ihn vielleicht sogar. Was mit dem einen Partner wunderbar war, ist es mit einem neuen möglicherweise nicht mehr. Was man vor ein paar Monaten, Jahren oder auch nur Stunden für das Nonplusultra hielt, funktioniert plötzlich nicht mehr. Was jetzt ein bisschen frustrierend klingt – wer würde nicht gern den Schlüssel zum garantierten Sechser im Sexlotto kennen? –, hat auch sein Gutes: Stete Veränderung lädt ein, immer wieder Neues auszuprobieren und unbekannte Glücksgefühle zu entdecken.

Die Leichtigkeit nicht vergessen

Der vielleicht beste allgemeingültige Sextipp aller Zeiten hat nichts mit flinken Fingern oder einer bestimmten Stellung zu tun. Er lautet: Lösen Sie sich vom Leistungsdenken. Viel zu viele Leute vergessen auf der Suche nach dem perfekten Sexerlebnis, im Bett ganz einfach Spass zu haben und es zu geniessen. Guter Sex, besserer Sex, perfekter Sex – diese Ideen bauen auf Bewertungen und Leistungsgedanken auf, die zu fiesen Stolpersteinen auf dem Weg zu einem erfüllenden Sexualleben werden können.

Ein bisschen naiv mag sie ja sein, die Forderung nach weniger Leistung und nach dem Abschied von der Idee vom «besseren Sex». Denn Menschen bewerten automatisch, was sie erleben, und die meisten haben schon am eigenen Leib erfahren, dass es eben tatsächlich guten und weniger guten Sex gibt. Es gibt Sex, den man schnell wieder vergisst, weil er einfach nur durchschnittlich war; Sex, den man am liebsten schnell wieder vergessen möchte, weil er alles andere als berauschend war; und eben auch solchen, von dem man nicht genug haben kann. Es ist logisch und verständlich, dass man am liebsten möglichst nur noch umwerfenden Sex hätte, aber es ist vor allem wichtig, dass man Sex unvoreingenommen erlebt.

HINWEIS *Sex ist selten dann am besten, wenn man Grossartigkeit plant und um jeden Preis erleben will. Sondern dann, wenn man sich genussvoll im Moment verliert.*

Viele Menschen unterschätzen den Einfluss der Absicht, die hinter einer Berührung steckt. Berühre ich meinen Partner, weil ich ihn gern berühre? Weil es ihm Lust macht und ich ihm diese Lust schenken will? Und weil es mir selber Lust macht? Oder berühre ich meinen Partner, weil ich ihm einfach einen Gefallen tun und ihn möglichst schnell zum Orgasmus bringen will?

HINWEIS *Die Suche nach dem schnellsten und effektivsten Weg zum Orgasmus ist oft absolut kontraproduktiv auf dem Weg zu erfüllendem Sex.*

Der Penis ist keine Maschine

Manche Frauen bekommen Panik, wenn der Penis während des Sex weniger steif oder vielleicht sogar schlaff wird. Sie beginnen sofort, ihn fieberhaft zu bearbeiten, mit dem Ziel, ihn wieder hart werden zu lassen – und nicht, um dem Partner Lust zu bereiten. Das Resultat dieser Bemühungen ist oft wenig erbaulich.

Auf der anderen Bettseite attackieren viele Männer mit schon fast furchterregender Zielstrebigkeit die Klitoris und kommen mit diesem «Mehr hilft auch mehr»-Ansatz ebenfalls nicht weiter.

Es muss nicht immer ein Orgasmus sein

Ein wichtiger Schritt auf dem Weg zu lustvollem Sex: sich aus der Jagd nach dem Orgasmus ausklinken (mehr zum Thema Orgasmus siehe Seite 185). Vielleicht hat der eine oder andere genau deshalb nach diesem Ratgeber gegriffen, weil er Schwierigkeiten hat, selber zum Orgasmus zu kommen oder dem Partner, der Partnerin einen Orgasmus zu verschaffen. Und natürlich ist es schön, richtig und auch wichtig, sich Inspirationen zu holen. Aber es ist auch gefährlich, beim Experimentieren – und dazu soll dieses Kapitel vor allem animieren – den Orgasmus bedingungslos als Ziel vor Augen zu haben. Steht er tatsächlich am Ziel dieser Entdeckungsreise, umso besser. Sein Ausbleiben darf aber nicht als Vorwand dienen, nichts Neues mehr auszuprobieren, weil man vielleicht mal enttäuscht wurde, etwas nicht gleich geklappt hat oder weniger schön war als erhofft.

HINWEIS *Das Ziel von lustvollem Sex ist lustvoller Sex – und nicht unbedingt ein Orgasmus.*

Wieso Experimentieren im Bett wichtig ist

Never change a running system – ändere niemals etwas, was funktioniert. Ein schönes Sprichwort, das auf die Sexualität aber nur bedingt zutrifft. Kreativität und Experimentieren sind wichtig im Bett. Niemand behauptet, dass Sie das, was Sie bereits kennen und schätzen, über Bord werfen müssen. Aber es ist essenziell, die eigene Experimentierfreude zu entdecken und zu pflegen, egal, ob Sie als Paar bereits länger zusammen sind, sich gerade erst kennengelernt haben oder Ihre Sexualität solo erkunden möchten.

Langzeitpaare können durch stetes Experimentieren verhindern, dass sich Routine einschleicht (oder sie können sie vertreiben, wenn sie schon Einzug gehalten hat), und Paare am Beginn einer Beziehung schaffen mit Abwechslung ideale Voraussetzungen dafür, dass es gar nie zur gefürchteten Öde im Bett kommt.

Mit der Einstellung «Es funktioniert ja» tun Sie sich keinen Gefallen, weil Sie sich damit die Möglichkeit verbauen, Neues zu entdecken. Denn wer weiss: Vielleicht ist da draussen ja noch viel mehr, das Spass macht. Viele Langzeitpaare beklagen, dass ihre Sexualität fade geworden oder eingeschlafen sei. Schaut man jedoch hin, was sie aktiv für Abwechslung und

Veränderung tun, ist es wenig bis nichts. Das heisst nun nicht, dass Sie jeden sexuellen Kontakt in eine Probiersession verwandeln oder sich im Wochenrhythmus mit verrückten Stunts im Bett bei Laune halten müssen. Aber Abwechslung und Neues sind Dinge, die in einer gewissen Dosis in der Sexualität vorkommen sollen.

Fangen Sie bei sich selber an

Die Basis entspannten und lustvollen Experimentierens ist eine möglichst gute Kenntnis des eigenen Körpers sowie der eigenen Bedürfnisse und Vorlieben. Nur wer sich selber kennt, kann auf diesem Wissen aufbauen und dem Partner Hinweise geben. Diese Kenntnis holen Sie sich einerseits aus Quellen wie dem Anatomiekapitel in diesem Buch (siehe Seite 25), vor allem aber auch durch das Erkunden des eigenen Körpers beim Masturbieren.

Mann und Frau sind nun mal mit der Tatsache konfrontiert, dass sich ihre Genitalien massiv voneinander unterscheiden. Das mag schön sein, wenn sich Komplementäres vereinigt. Es ist aber insofern ein Handicap, als man nicht einfach so von sich auf den andern schliessen kann. Sie können also im Bett nicht ohne Weiteres auf den Partner übertragen, was für Sie selber funktioniert. Ein Penis braucht eine andere Stimulation für die Lust als eine Klitoris, und Schamlippen möchten vielleicht anders berührt werden als der Hodensack. Und bei diesen Überlegungen sind rein individuelle Vorlieben noch nicht mal mit eingerechnet.

Es ist ein grosses Geschenk, wenn jemand die Freude, Kreativität und Fähigkeit hat, die Genitalien des Partners so zu erkunden, dass es ihm Lust verschafft. Das wird jedoch nie die eigene Erfahrung ersetzen, die Sie machen, wenn Sie sich selber berühren und am eigenen Leib erfahren, was zu Lust und schliesslich auch zu einem Orgasmus führt.

TIPP *Wer den eigenen Körper gut kennt, hat einen Wissensvorsprung, den er idealerweise mit dem Partner, der Partnerin teilt.*

Haben Sie sich erst mal einen Wissensschatz über die eigene Lust und den eigenen Körper erarbeitet, sollten Sie diese Erfahrung dem Partner auch noch mitteilen können. Und das ist etwas, was den meisten Menschen auch im intimen Rahmen der Zweisamkeit schwerfällt. Dem Thema «Über Sex reden» ist deshalb ein eigenes Kapitel gewidmet (siehe Seite 121).

Wie Sie die Tipps in diesem Kapitel anwenden

Sex ist mehr als Penetration, mehr als ein blosses Rein und Raus. Natürlich gibt es Momente, in denen eine simple und vielleicht auch schnelle Nummer genau das ist, was man sich wünscht. Es gibt Tage, an denen man sich als Paar einfach nur auf die unkomplizierte und vielleicht immer gleiche Art begegnen möchte, die beide befriedigt. Ohne Trara und Candlelight-Dinner und eben auch ohne Experimente – und das ist voll o.k. Aber: Es gibt auch die anderen Tage. Und für sie sind die Tipps in diesem Kapitel gedacht.

Experimentieren im Bett braucht Raum, Zeit und die Abenteuerlust, sich auf Neues einzulassen. Es bringt nichts, versteckte Winkel der Sexualität ausloten zu wollen, wenn bereits der nächste Termin drängt oder Sie nach einem anstrengenden Tag schon fix und fertig sind. So kann es Sinn machen, eine Experimentiersession anzukünden – und Eltern oder anderweitig stark ausgelastete Paare tun vielleicht gut daran, einen entsprechenden Abend, Nachmittag oder Morgen im Voraus zu planen und sich den Termin zu reservieren.

Die Sexualität in all ihren Schattierungen schätzen

Viele Männer und Frauen sind mit folgendem Grundsatz in ihre Sexualität geschickt worden: «Zuerst kommt das Vorspiel und dann der Sex.» Dahinter steckt eine Idee, die gleich an mehreren Ecken und Enden krankt. Einerseits macht sie eine Einteilung zwischen «richtigem Sex» (gemeint ist die Penetration) und irgendwelchen Nebenaktivitäten, die offenbar zweitklassig sind. Diese Trennung und vor allem auch Abwertung ist kurzsichtig. Viele Männer und Frauen würden wohl sofort unterschreiben, dass ihnen Oralverkehr mindestens so viel Lust bereitet wie die Penetration. Und Berührungen mit den Händen, die immerhin genauso gut oder noch besser einen Orgasmus auslösen können, einfach vom «richtigen Sex» auszuschliessen, wäre ja wohl auch nicht sinnvoll.

Ein weiterer Denkfehler bei der Aufteilung von Vorspiel und Sex zielt auf die angebliche sexuelle Langsamkeit und Kompliziertheit der Frau. Das Vorspiel wird nämlich gerne als generöse Geste an die Frau ausgelegt, die diese Zusatzaufmerksamkeit braucht, um «auf Touren» zu kommen, bevor es «richtig» losgehen kann. Nun mag es durchaus stimmen, dass die Sexualität der Frau komplexer ist und dass es aufwendiger ist, ihr Lust zu machen. Viele Frauen werden aber bestätigen, dass sie, auf sich allein gestellt, spielend in der Lage sind, sich innert weniger Minuten einen wunderbaren, «richtigen» Orgasmus zu verschaffen.

HINWEIS *Wie man es dreht und wendet: Sex hat viele Facetten, und es lohnt sich, sie alle zu entdecken und so weit auszuloten, wie es einem Spass macht. Und zwar ganz ohne zu bewerten, was «richtiger Sex» ist – Hauptsache, es macht Lust.*

Wie weiss ich, was meinem Partner, meiner Partnerin gefällt?

Wer unbekanntes Territorium betritt, fühlt sich am Anfang möglicherweise etwas unsicher. Das ist absolut normal; so erging es vermutlich auch Christoph Kolumbus, als er erstmals einen Fuss auf amerikanisches Land setzte.

Auf der Erkundungsmission namens Sex machen sich viele Männer und Frauen Sorgen, ob eine bisher nie gemachte Berührung ihrem Partner oder ihrer Partnerin auch Lust und Freude bereitet und ob sie in eine bestimmte Richtung weiter vordringen sollen oder besser einen Kurswechsel machen. Gute Leitfragen beim Entdecken sind: Was möchte ich gern berühren? Von welcher Berührung stelle ich mir vor, dass sie meinem Partner, meiner Partnerin gefallen könnte? Und ganz wichtig: Welches sind die Signale, die mein Partner mir gibt, während ich ihn berühre? Es gibt nonverbale Signale wie Atmen und Stöhnen, aber auch Körperposition und -bewegungen liefern wichtige Hinweise.

Eine Frage des Vertrauens

Zum Vertrauen gehört auch, dass Sie sich darauf verlassen können, dass der Partner es signalisiert oder konkret sagt, wenn ihm etwas nicht gefällt und Sie aufhören oder etwas ändern sollen. Es kann sehr bedrückend sein, wenn das Gefühl Sie beschleicht, dass gar nicht gut ankommt, was Sie vielleicht schon eine ganze Weile im Bett gemacht haben. Entsprechend sollten Sie es ehrlich und rasch mitteilen, wenn Ihnen eine Berührung nicht gefällt. Dazu gehört auch, dass Sie es begründen und Alternativen anbieten. Ist der Druck zu stark oder zu schwach? Genau diese Stelle kitzlig? Eine Berührung zu schnell? Zu langsam? Die eigenen Wünsche und Vorlieben konkret zu formulieren, braucht vielleicht etwas Überwindung und Übung, aber es ist unerlässlich.

HINWEIS *Gemeinsames Experimentieren setzt nicht nur Vertrauen voraus. Sich so intim zu begegnen, ist auch ein guter Weg, Vertrauen weiter aufzubauen und zu stärken.*

So wichtig das offene Gespräch für den Sex und die Beziehung ist – direkt während des Ausprobierens sollten Sie sich eher auf nonverbale Kanäle verlassen. Wer beim Experimentieren ständig nachfragt, macht es dem Partner nicht einfacher, sich auf neue Berührungen einzulassen. Selbstverständlich dürfen Sie sich im Anschluss aber darüber austauschen, was besonders schön war und was beim nächsten Mal noch anders sein könnte. Dieses Erfragen und Austauschen von Wünschen kann eine lustvolle Vorbereitung auf die nächste Probierstunde sein.

Und wenn ich etwas nicht ausprobieren möchte?

Man muss nicht alles mögen, was es im Bereich der Sexualität zu entdecken gibt. Aber: Etwas abzulehnen, ohne es je ausprobiert zu haben, ist mit wenigen Ausnahmen tabu. Da verhält es sich mit der Sexualität wie mit dem Essen. Man kann nicht sagen: «Brokkoli ist eklig», wenn man ihn nie probiert hat. Vermutlich braucht es sogar mehrere Anläufe und die Kunst mehrerer Köche, bis man mit Fug und Recht sagen kann: «Nein, das kommt mir nicht auf den Tisch.» Vielleicht ist mit etwas Variieren die Sache ja gar nicht so unpassend, wie man sie sich vorgestellt hat.

Äussert der Partner nun einen Vorschlag oder einen Wunsch, bei dem Sie definitiv nicht mitmachen möchten, ist es fair, dieses Ablehnen auch zu begründen – und «Ich will einfach nicht» ist dabei keine angemessene Antwort.

Der Umgang mit pikanten Praktiken

Im Bereich der Sexualität gibt es Ideen und Praktiken, die klar nicht jedermanns Sache sind, die aber, wenn man denn draufsteht, grosse Lust machen können. Einen ultimativen objektiven Massstab dafür, was o.k. und was tabu ist, gibt es nicht. Fragen Sie sich, warum genau Sie etwas nicht machen möchten. Haben Sie einfach heute keine Lust dazu, vielleicht aber ein anderes Mal? Haben Sie es schon mal ausprobiert und nicht genossen? Ist die Idee sexuelles Neuland, und Sie wissen nicht recht, wie Sie sich verhalten sollen? Widerspricht die Sache Ihrer persönlichen ethischen Grundhaltung? Würden Sie sich oder den Partner durch die Praktik in einem Mass abgewertet sehen, das Sie nicht erleben möchten? Oder birgt der Vorschlag vielleicht die Gefahr einer körperlichen Verletzung?

Fragen wie diesen nachzugehen, ist nicht nur wichtig auf der Suche nach einer Antwort für den Partner, sondern auch für sich selber.

Offenheit nicht abstrafen

Behalten Sie beim Begründen im Hinterkopf, dass es Ihren Partner, Ihre Partnerin vielleicht einige Überwindung gekostet hat, den Wunsch zu äussern. Strafen Sie diesen Mut nicht mit einer schroffen oder abwertenden Haltung ab. Vielleicht finden Sie ja gemeinsam einen Mittelweg, wie die Fantasie ausgelebt werden kann, damit es für beide stimmt. Dabei kann es nicht sein, dass Sie sich für den Partner derart verbiegen, dass Sie sich selber dabei verleugnen, aber Sie dürfen im Bett durchaus auch mal etwas dem Partner zuliebe machen, obwohl es vielleicht auf Ihrer Wunschliste nicht zuoberst steht.

Flinke Finger: Masturbation und Intimmassage

Ob es nun die eigenen sind oder diejenigen des Partners: Die Hände gehören zu den wichtigsten Werkzeugen beim Sex. Sie können Quelle grosser Lust sein, egal, ob sie Nebendarsteller sind oder ein Solo hinlegen.

Das Besondere an diesem Kapitel ist, dass es Sextipps beinhaltet, die Sie sowohl allein als auch zu zweit ausprobieren können. Die gegenseitige Intimmassage ist nämlich so etwas wie «Fremdmasturbieren», und die meisten Techniken und Handgriffe können Sie sowohl beim Soloflug als auch in der Paarsexualität anwenden. Entsprechend können Männer und Frauen von den jeweiligen Kapiteln in gleichem Masse profitieren: entweder, weil sie Ideen für sich selber finden oder solche für den Umgang mit dem Partner.

Hier aber zunächst ein paar einleitende, grundsätzliche Überlegungen zum Thema Selbstbefriedigung.

Selbstbefriedigung: Ein wichtiger Teil der Sexualität

Masturbieren wird gern als Sexualität zweiter Klasse dargestellt. Schade, denn gerade die Selbstbefriedigung ist oft eine sehr erfüllende und kreative Form der Sexualität. Entdeckt wird sie von den meisten im Alleingang: Masturbieren ist nicht etwas, was man normalerweise von jemandem lernt oder was einem beigebracht wird. Für die meisten Teenager ist es die erste Station des Sexuallebens, die entdeckt und gelebt wird. Ein mehr oder weniger grosses Repertoire an Handgriffen bringen sich die meisten selber bei.

Dank Neugier, Kreativität und auch ein bisschen Lebenserfahrung verändern die meisten Menschen im Verlaufe ihres Lebens die Art, wie sie masturbieren. Man findet heraus, was einem gefällt und was nicht, und schnappt auf dem Weg auch den einen oder anderen Trick auf.

TIPP *Kreative und abwechslungsreiche Selbstbefriedigung ist eine hervorragende Basis für die Paarsexualität.*

90 Prozent der Schweizer Männer und 86 Prozent der Frauen geben in Untersuchungen an, sich regelmässig selbst zu befriedigen. Wie häufig, ist sehr unterschiedlich und hängt unter anderem davon ab, ob eine Person gerade einen Partner hat oder nicht. Aber auch die meisten Menschen in festen Beziehungen mit lustvoll gelebter Sexualität legen immer mal wieder selber Hand an, sei es auf der Suche nach einem schnellen Orgasmus oder aber auch einfach in der liebevollen Beschäftigung mit dem eigenen Körper und den tollen Empfindungen, zu denen er fähig ist.

Kreativität beim Masturbieren
Anders als viele Leute befürchten, stellt die Masturbation in aller Regel keine Bedrohung für das Sexualleben eines Paares dar. Sie nimmt dem Partner nichts weg und ist für die wenigsten ein Ersatz für die Paarsexualität. Sie ist schlicht eine von vielen sexuellen Spielformen, die alle nebeneinander Platz haben. Nur in ganz seltenen Fällen, etwa wenn zum Masturbieren regelmässig Pornografie als Stimulation verwendet wird, kann es sein, dass Sexualität ohne äussere Reize plötzlich schwierig wird (mehr zum Thema Pornografie ab Seite 163).

Die Selbstbefriedigung ist ein hervorragendes Mittel, um die eigenen Vorlieben zu entdecken und dem Partner so Hinweise geben zu können, was einem gefällt. Dabei ist es wichtig, dass das Masturbieren nicht in zu engen, festgefahrenen Mustern abläuft. Je flexibler man ist mit Berührungen, Körperhaltungen und Orten, desto mehr Variationen lernt der Körper, unter denen er Lust und Befriedigung erleben kann. Gewöhnt man sich dagegen an einen fixen, immer gleichen Ablauf, der zum Orgasmus führt, kann es für den Partner schwierig werden, genau diesen Ablauf zu bieten und auch einen Orgasmus auszulösen.

GLEITMITTEL
Viele Paare haben mehr Spass an der Intimmassage und Masturbation, wenn sie ein Gleitmittel wie Babyöl, Massageöl oder besondere Gleitgels verwenden. Bei der Wahl des Mittels sind einige Dinge zu beachten. Einerseits werden mit dem Produkt besonders empfindliche Körperzonen eingerieben. Andererseits vertragen sich manche Gleitmittel nicht mit Latex – und aus diesem Material bestehen die meisten Kondome. Fett oder Öl kann in den Kondomen winzige, unsichtbare Risse verursachen, die Viren, Bakterien und auch Spermien durchlassen. Ungefährlich für Latex sind dagegen Gleitmittel auf Wasserbasis. Sie haften je nach Produkt aber weniger gut auf der Haut als fetthaltige Produkte wie Babyöl oder übliche Massageöle. ■

Masturbation und Intimmassage beim Mann

Im Genitalbereich des Mannes bieten sich folgende Zonen für die Intimmassage oder zur Selbstbefriedigung an: Penis, Hoden, Damm und After. Auch wenn diese Bereiche hier getrennt besprochen werden, heisst das nicht, dass bei einer gelungenen Intimmassage nicht mehrere dieser Regionen abwechselnd und gleichzeitig stimuliert werden können.

Penis

Eine lustvolle Penismassage umfasst weit mehr als einfach nur ein Rauf und Runter. Leider sind viele Frauen und Männer aber nicht sehr kreativ, wenn es um die Stimulation dieses Bereiches geht. Am besten gelingt sie dann, wenn man Freude am Penis hat, mutig und liebevoll mit ihm spielt und stets seine Reaktionen im Auge behält (inklusive der Reaktionen des Mannes, der dranhängt, versteht sich).

INFO *Bei einem beschnittenen Mann ist der Einsatz eines Gleitmittels praktisch Pflicht, vor allem, wenn man die Eichel stimulieren möchte. Bei einem unbeschnittenen Mann kann die Vorhaut das Gleitmittel ersetzen.*

Die folgenden Ideen für die Masturbation und Penismassage sind in keiner bestimmten Reihenfolge aufgeführt und können nach Lust und Laune ausprobiert werden:

- Die Hand auf den Penis legen und ruhen lassen. So kann sich der Partner an die Berührung gewöhnen, und man kann in aller Ruhe beobachten, ob sich schon etwas tut.
- Mit beiden Händen vom Damm her abwechselnd über die Hoden und den Penis bis hin zur Spitze gleiten, sodass stets eine Hand fliessend über den Penis streicht.
- Den Penis mit zwei oder mehr Fingern umfassen (mit wie vielen, ist Geschmackssache) und sanft daran hoch- und runterfahren. Dabei variieren, ob man eher vorne an der Eichel massiert, am ganzen Schaft oder nur an der Basis. Druck und Tempo nach Lust und abhängig von der Reaktion verändern.
- Die ganze Hand um den Penis legen und Drehbewegungen machen, als ob man einen Flaschenverschluss auf- und zumachen möchte.
- Alle fünf Finger von der Penisspitze sanft über die Eichel gleiten lassen, bis die Finger die Eichel wie ein Körbchen umfassen, und diese Bewegung wiederholen.
- Den Penis zwischen die geöffneten Handflächen legen und langsam die Hände reiben, als ob man mit einem Stöckchen Feuer machen möchte.

- Die Hände mit verkreuzten Fingern falten, um den Penis legen und mit Auf-und-ab-Bewegungen oder Dreh-bewegungen den Penis massieren.
- Die Hand öffnen, die Handfläche straff anspannen, mit dieser Fläche über die Eichel gleiten und die gespannte Hand kreisend bewegen. Diese Berührung wird oft als besonders prickelnd empfunden.
- Eine sensible Stelle, die gern vernachlässigt wird, ist das Frenulum oder Vorhautbändchen (siehe Seite 35). Es befindet sich an der Unterseite des Penis beim Übergang von Schaft zu Eichel. Das Frenulum mit sanften, kreisenden Bewegungen streicheln und massieren.
- Ebenfalls empfindlich ist der Eichelkranz, also die Kante, wo die Eichel in den Schaft übergeht. Je nach Vorliebe und Erregung können dort starke oder weniger starke Berührungen am angenehmsten sein.

Hoden

Die Hoden (beziehungsweise der Hodensack) werden bei der Intimmassage nicht nur von den Frauen oft vergessen. Auch viele Männer verpassen es, diesen Bereich zu stimulieren, obwohl Berührungen dort von den meisten Männern als sehr lustvoll erlebt werden.

- Die Hand auf den Hodensack legen und abwarten. Der Hodensack reagiert sehr empfindlich auf Stimulation. Die Bewegungen können vom Mann nicht willentlich beeinflusst werden, und viele Frauen sind überrascht, wie stark der Hodensack auf die Berührung reagiert.
- Den Hodensack massieren und dabei unbedingt sanft einsteigen. Einerseits mag nicht jeder die gleiche Intensität beim Druck, andererseits sind viele Männer aufgrund der Empfindlichkeit der Hoden etwas ängstlich, wenn der Hodensack angefasst wird.
- Mit den Fingern sanfte Zupfbewegungen am Hodensack machen.
- Versuchen, die Hoden im Hodensack zu ertasten und sehr sanft zu massieren.
- Durch den Hodensack den Damm und die Peniswurzel ertasten und massieren.
- Mit der Hand den Hodensack nah beim Penis umschliessen und ihn vorsichtig vom Körper wegziehen. Die so entstehende Spannung der Haut erhöht die Empfindlichkeit und verändert das Gefühl für Berührungen. Das sanfte Ziehen an sich ist aber auch für viele Männer sehr angenehm.

Damm

Der Damm ist für die meisten Männer und Frauen sexuelles Niemandsland, weil er zwischen After und Hodensack irgendwie vergessen geht. Das ist bedauerlich, denn in dieser Zone laufen sämtliche Muskeln des Beckenbodens zusammen; daher ist der Damm für Stimulation sehr empfänglich, und Berührungen können in den ganzen Beckenboden ausstrahlen. Für Neulinge in Sachen Dammmassage gilt: Neugierig sein und ausprobieren, beobachten, was passiert – nicht alle sprechen auf Berührungen in diesem Bereich gleich stark an.

Grundsätzlich ist der Damm ein Gebiet, das man mit eher stärkerem Druck massieren darf, auch wenn es natürlich ebenso schön ist, mit sanftem Druck der Fingerkuppen darüberzugleiten.

- Mit beiden Daumen das Gebiet in kreisenden Bewegungen massieren und die Bewegungen Richtung After und Hoden auslaufen lassen.
- Die Dammregion durch Pressen mit Druckbewegungen massieren. Man kann entweder mit der Faust grossflächig Druck auf die Zone ausüben oder aber gezielter mit den Daumen.

After

Für viele Paare ist die Analregion eine Tabuzone. Männer haben in der Regel grosse Hemmungen, sich in diesem Bereich zu berühren oder von der Partnerin berühren zu lassen (siehe auch Seite 67). Manchmal steckt dahinter die Idee, man könnte vielleicht homosexuell sein, wenn einem die Stimulation dieses Gebietes gefällt. Aber: Es hat nichts mit Homosexualität zu tun, wenn man Berührungen in diesem sensiblen Bereich geniesst. Oft steckt hinter den Hemmungen auch einfach fehlende Erfahrung.

HINWEIS *Bei der Stimulation der Analregion ist es wichtig, vorher kurz abzusprechen, was man ausprobieren möchte und was tabu ist. Als Partnerin sollte man niemals den Finger einführen, ohne vorgängig grünes Licht bekommen zu haben, weil diese Bewegung sonst sehr übergriffig sein kann. Nicht vergessen: Viele Massage- und Stimulationstechniken im Analbereich machen es überhaupt nicht nötig, dass ein Finger eingeführt wird. Gleichzeitig gibt es viele Männer, die es sehr erotisch finden, in diesem Körperbereich zu experimentieren (siehe auch Kapitel Sex-Toys, Seite 115).*

Ideen für die Intimmassage am After:

- Zu Beginn nur den Finger oder die Hand auf die Afterregion legen und dem Partner die Gelegenheit geben, sich an das Gefühl zu gewöhnen.
- Mit den Fingern sanft über die Analregion streicheln. Der Mann kann dabei auf dem Rücken oder auf dem Bauch liegen. Beim Streicheln können selbstverständlich auch andere Zonen wie Damm und Hoden miteinbezogen werden.
- Den After in kreisförmigen Bewegungen mit einem oder mehreren Fingern massieren. Dabei je nach Körperbau die Pobacken sanft auseinanderziehen.
- Mit einem oder mehreren Fingern sanft Druck auf die Analregion ausüben und sie mit pressenden Bewegungen massieren.
- Beim Einführen eines oder mehrerer Finger darauf achten, dass die Fingernägel nicht zu lang sind und keine scharfen Kanten haben. Die Haut in diesem Bereich ist besonders empfindlich. (Weitere Tipps zur analen Stimulation siehe Seite 114.)

TIPP *Wer sich dadurch wohler fühlt, kann für diese Massagetechniken Handschuhe anziehen oder ein Kondom über die massierenden Finger streifen.*

PROSTATA-MASSAGE

Die Prostata gilt als «männlicher G-Punkt». Sie lässt sich via After ertasten und befindet sich zirka drei bis fünf Zentimeter nach innen zur Bauchseite hin.

Die Prostata kann durch das Einführen eines Fingers oder eines Sex-Toys via After massiert werden. Eine solche Massage ist Geschmackssache. Durch intensive Stimulation kann bei manchen Männern ein Orgasmus ausgelöst werden, andere Männer wiederum verzichten lieber komplett auf diese Massagetechnik. ■

Masturbation und Intimmassage bei der Frau

So individuell die Masturbationstechniken verschiedener Frauen sind, so vielfältig sind die Möglichkeiten der Intimmassage. Einige Frauen konzentrieren sich eher auf die Klitoris, andere beziehen die ganze Genitalregion mit ein. Manchmal gefällt eine sanfte, dann wieder eine kräftige Stimulation. Auf jeden Fall sind auch hier Abwechslung und Kreativität gefragt.

Das Ziel der Selbstbefriedigung oder der Intimmassage kann sehr verschieden sein. Mal ist es ein (schneller) Orgasmus, mal möchte eine Frau ihren Körper eher langsamer und länger geniessen. Besonders bei der Intimmassage sollte der Orgasmus als Ziel eher in den Hintergrund treten. Im Vordergrund stehen das Entdecken und vielleicht auch das Entfachen der Lust auf mehr.

Geht es um den weiblichen Intimbereich, halten sich Frauen und Männer mit Vorteil vor Augen, dass das Sexualorgan der Frau nicht nur aus der Klitoris besteht. Denn «es von Hand machen» heisst nicht einfach, möglichst schnell und möglichst stark die Klitoris zu stimulieren – dabei verpasst man eine ganze Menge. Ausserdem gilt es aufzupassen: Eine zu starke Stimulation der Klitoris kann regelrecht schmerzhaft und ein absoluter Lustkiller ein. Und der Übergang zwischen «stark» und «zu stark» ist sehr individuell.

Für die Masturbation und die Intimmassage bei der Frau bieten sich folgende Zonen an: äussere und innere Schamlippen, Klitoris, Damm, After und Scheide.

Äussere und innere Schamlippen

Viele Frauen empfinden die Massage der Schamlippen als schönen Einstieg in den Sex, für andere wiederum ist es der liebste Teil. Oft ist die liebevolle und aufmerksame Beschäftigung mit dieser Zone auch einfach eine Art, Lust auf mehr zu machen.

Die nachfolgenden Ideen müssen nicht in einer bestimmten Reihenfolge ausprobiert werden; Sie können sie frei kombinieren.

- Als Einstieg einfach nur die Hand auf die Vulva legen und abwarten.
- Die meisten Frauen empfinden Streichel- und Massagebewegungen als angenehmer, wenn zur Stimulation zwei oder drei Finger verwendet werden statt nur einer.
- Mit zarten Streichelbewegungen vom Damm ausgehend über die gesamte Vulva fahren. Dazu wahlweise beide Hände verwenden und in den Streichbewegungen abwechseln, damit sie zu einer grossen, fliessenden Bewegung werden.
- Mit zwei oder mehreren Fingern ausserhalb der Schamlippen vom Damm ausgehend zum Venushügel streichen. Sind die Schamlippen leicht geöffnet, darf ein Finger ruhig dazwischengleiten.

- Die Vulva umfassen, seitlich von aussen leicht zusammendrücken und so die Schamlippen massieren.
- Mit zwei Fingern leicht an den inneren oder äusseren Schamlippen zupfen.
- Mit Zeigefingern und Daumen beider Hände in drückenden und kreisenden Bewegungen die inneren oder äusseren Schamlippen massieren.
- Auf Entdeckungsreise gehen: Beim Übergang von den äusseren zu den inneren Schamlippen gibt es in Klitorisnähe einen Punkt, den viele Frauen als besonders empfindlich beschreiben. Dieser Punkt kann entweder auf der einen oder auf der anderen Seite liegen.

Klitoris

Diese Tipps beziehen sich auf den äusseren, sichtbaren Teil der Klitoris. Der restliche Bereich im Körperinnern lässt sich nur schwer gezielt stimulieren, er wird aber bei vielen Bewegungen und Massagetechniken sehr wohl mitstimuliert. Wenn also in diesen Abschnitten von der Klitoris die Rede ist, sind Klitoriseichel und Klitorisschaft gemeint.

Auch hier gilt: Es ist extrem unterschiedlich, welcher Druck und welche Intensität als angenehm empfunden wird. Deshalb sollte man sanft anfangen und den Druck nach Wunsch langsam steigern. Der Trick einer gelungenen Klitorisstimulation liegt weniger bei einem breiten Repertoire an Massagetechniken als bei grossem Einfühlungsvermögen und bei der Fähigkeit, spontan auf die aktuellen Bedürfnisse zu reagieren.

- Wird die Klitoris berührt und gestreichelt, sollte sie feucht sein, entweder durch natürliche Sekrete, durch Gleitmittel oder Spucke. Berührungen an einer «trockenen» Klitoris sind für viele Frauen zu intensiv, als dass sie als angenehm empfunden würden.
- Mit dem Daumen einen Kreis rund um die Klitoris machen, diese dabei aber nicht berühren.
- Mit der Hand über die Schamlippen streichen, den Finger zwischen die Schamlippen gleiten lassen und dann bewusst über die Klitoris streicheln.
- Einen oder mehrere Finger auf die Klitoris legen und mit kreisenden Bewegungen massieren. Dabei experimentieren, indem die Klitoris durch den Venushügel, durch die Klitorisvorhaut oder direkt massiert wird.

Damm

Der Damm lässt sich oft besonders gut massieren, wenn die Frau auf dem Bauch liegt. Er ist eine empfindliche Zone, weil hier verschiedene Muskelstränge des Beckenbodens zusammenkommen. Viele Frauen bevorzugen hier aber eine etwas intensivere Berührung mit stärkerem Druck, deshalb eignen sich die Daumen für die Dammmassage besonders gut.

- Mit beiden Daumen das Gebiet in kreisenden Bewegungen massieren.
- Mit der Faust grossflächig Druck auf die Zone ausüben und durch Pressen massieren. Alternativ kann der Druck auch durch die Daumen ausgeübt werden.

After

Wie beim Mann ist es auch bei der Frau angezeigt, zuerst gewisse «territoriale Verhandlungen» zu führen, was die Analregion betrifft. Ist beim Streicheln das Eindringen mit dem Finger erlaubt, ja erwünscht?

Berührungen im Afterbereich setzen grosses Vertrauen voraus, und wenn es hier zu Missverständnissen oder unbeabsichtigten Übergriffen kommt, ist es oft schwierig, diese Zone später gemeinsam wieder lustvoll zu entdecken.

- Den Finger auf dem After ruhen lassen.
- Den After in kreisförmigen Bewegungen mit einem oder mehreren Fingern massieren. Dabei je nach Körperbau die Pobacken sanft auseinanderziehen.
- Mit einem oder mehreren Fingern sanft Druck auf die Analregion ausüben und sie mit pressenden Bewegungen massieren.
- Beim Einführen eines oder mehrerer Finger darauf achten, dass die Fingernägel nicht zu lang sind und keine scharfen Kanten haben. Die Haut in diesem Bereich ist besonders empfindlich. (Weitere Tipps zur analen Stimulation siehe Seite 114.)

Scheide

Die Scheide hat bei der Intimmassage eine gewisse Sonderrolle: Weil sie sich im Innern des Körpers befindet, wird bei der Stimulation automatisch eine Körpergrenze überschritten. Einige Experten plädieren dafür, dass sich der Mann zuerst die Erlaubnis der Frau einholt, bevor er diese Grenze überschreitet. Versteht man dieses Erlaubniseinholen als formellen Antrag mit Brief und Siegel und einem laut formulierten «Ja, du darfst», dürfte dieser Prozess ein ziemlicher Lustkiller sein. Sieht man in ihm einfach ein sorgfältiges und vor allem bewusstes Vorgehen, ist es eine gute Idee. Und keine Angst: Die meisten Männer und Frauen sind sich einig, dass der Moment, an dem ein oder mehrere Finger oder gar der Penis in die Scheide gleiten dürfen, leicht erkennbar ist; an einem verstärkten Schnaufen oder Stöhnen, wenn sich die Finger in dieser Region befinden, an einem Entgegenpressen der Vulva oder vielleicht auch an einem intensiven Blick. Viele Männer berichten gar, dass sie einen regelrechten Zug in die Scheide empfinden und es dabei nie zu einem Missverständnis gekommen sei.

G-PUNKT-MASSAGE

Mit ein oder zwei Fingern auf die Suche nach der G-Zone gehen (zum Begriff der G-Zone bzw. des G-Punkts siehe Seite 47). Sie befindet sich drei bis sieben Zentimeter innerhalb der Scheide an der bauchseitigen Scheidenwand. Das Gewebe der G-Zone ist bei vielen Frauen rauer als der Rest der Scheide und fühlt sich manchmal gerippelt oder schwammig an. Bei manchen Frauen ist der Unterschied in der Gewebestruktur deutlich, bei andern weniger.

Am besten massiert man sie mit leichten Streichbewegungen. Auch «Komm her»-Bewegungen mit den Fingern eignen sich: Dabei zeigt die Handfläche nach oben, und die Finger werden gekrümmt, als ob man jemanden zu sich herwinken wollte. Manche Frauen empfinden es als angenehm, wenn als Gegendruck die Hand aussen auf der Bauchdecke aufliegt.

Aber Achtung: Nicht alle Frauen mögen die Stimulation der G-Zone, manche empfinden dabei (anfangs) einen starken Harndrang. Meist verschwindet das unangenehme Gefühl mit steigender Erregung; es ist jedoch wichtig, sich stets darüber auszutauschen, was gefällt. ■

In der Scheide ist besonders das erste Drittel empfindsam. Bemühungen, mit den Fingern allzu weit vorzudringen, lohnen sich also nicht. Wie stark die bevorzugte Berührung sein soll, ist unterschiedlich. Es gibt auch Frauen, die sich zu Berührungen in der Scheide gleichzeitig die Stimulation einer anderen Körperregion wünschen, zum Beispiel der Klitoris, des Damms oder des Afters.

- Zwei oder drei Finger in die Scheide einführen und einfach ruhen lassen.
- Ein oder zwei Finger in die Scheide einführen und den Scheideneingang Punkt für Punkt ertasten. Das kann mit einer leichten Rein-und-raus-Bewegung passieren oder aber auch kreisend.

- Meist sind Zeige- und Mittelfinger flinker und passender bei der Intimmassage. Aber gerade beim Stimulieren der Scheide kann der Daumen gute Dienste leisten, weil dabei die Hand aussen aufliegt und Gegendruck geben oder gleichzeitig andere Bereiche stimulieren kann.

Voreinander masturbieren

Masturbieren ist eine wichtige Technik, um die eigene Sexualität zu entdecken. Voreinander zu masturbieren, ist gut für die Paarsexualität, und es ist gleichzeitig ein wunderbarer Einstieg in die Intimmassage. Man lernt, welche Körperpartien bevorzugt angefasst werden, welche Arten von Berührung Lust bereiten, und man schafft gleichzeitig eine grosse Intimität, weil man diesen sonst sehr privaten Bereich der Sexualität teilt.

HINWEIS *Viele Männer und Frauen finden es ganz einfach auch erregend, ihrem Partner bei der Selbstbefriedigung zuzuschauen.*

Die meisten Menschen brauchen überraschend viel Mut, sich auf eine solche Begegnung einzulassen. Am besten gelingt es, wenn Sie es spielerisch angehen können: Musik oder Kerzenlicht können tolle Stimmungsmacher sein oder auch einfach nur die entspannte Atmosphäre nach einem guten Gespräch bei einem Glas Wein. Eine gehörige Portion Humor ist ebenfalls ein toller Helfer beim Erkunden sexuellen Neulandes. Denken Sie daran: Sex hat mit Lust zu tun und Lust mit lustig. Kommt Ihnen die Situation komisch vor? Dann schmunzeln Sie gemeinsam darüber! Verabschieden Sie sich von der Idee, dass jetzt ein erotisches Feuerwerk abgehen muss. Tut es das, umso besser. Vielleicht brauchen Sie aber auch mehrere Anläufe, bis Sie sich mit dem Masturbieren voreinander wohlfühlen. Geben Sie nicht auf. Es wird immer einfacher.

Manche Paare möchten sich einfach mal bei vollem Licht und in aller Ruhe betrachten. Auch – oder besser: vor allem – im Intimbereich. Idealerweise nehmen sie sich genügend Zeit, das Genital des anderen zu studieren, ohne sofort das Gefühl zu haben, etwas damit machen zu müssen.

Dieses Betrachten kann schliesslich übergehen in ein Befühlen. Dabei soll der Partner ruhig erklären, wie man sein Genital anfassen darf, auch abseits der sexuellen Stimulation. Viele Frauen trauen sich beispielsweise kaum, den Penis in die Hand zu nehmen, aus Angst, ihn zu hart anzufassen. Dabei gehen Männer meist alles andere als zimperlich mit ihrem Geschlecht um. Und manche Männer wiederum sind in der weiblichen Anatomie nicht ganz so sattelfest, wie sie vielleicht glauben; auch sie können nicht von vornherein wissen, welche Bereiche besonders empfindlich sind und welche eine eher kräftigere Berührung vertragen.

Eindringliche Erlebnisse: Geschlechtsverkehr

Die Penetration ist für viele das Herzstück der Paarsexualität. Sie ist ein intimer Akt, den man aus den verschiedensten (Blick-) Winkeln geniessen kann.

Er ist der Klassiker unter den Praktiken und für viele das Zentrum ihrer Sexualität – der Geschlechtsverkehr. Es ist bezeichnend, dass er zumeist gleichbedeutend ist mit «Sex haben» oder sogar einfach mit «Sex». Sex hat man dann, wenn der Mann mit dem Penis in die Scheide der Frau eindringt.

Den grössten Spielraum für Experimente sehen die meisten Paare im Wechsel der Stellungen, die sie beim Geschlechtsakt einnehmen. Tatsächlich hat die Position der Körper beim Sex einen immensen Einfluss darauf, wie Mann und Frau die Penetration und den Sex erleben. Einerseits, weil sich nüchterne Dinge wie der Winkel des Eindringens und die Reibungsart verändern. Andererseits, weil die aktuelle Stellung auch Dinge bestimmt wie die erlebte Intimität: Es macht nun mal einen Unterschied, ob man sich in die Augen schauen kann oder nicht und ob Körper eng umschlungen sind oder eben auch nicht.

Wer in diesem Kapitel Bilder von 1001 Stellung sucht, sucht vergebens. Es gibt genug Bücher und Videos, die sich nichts anderem widmen (Tipps im Anhang). Leider befassen sich nur ganz wenige Bücher damit, wie man für sich persönlich die Stellungen findet, die am meisten Spass machen. Genau diese Hilfe sollen die folgenden Kapitel bieten.

Wie findet man die beste Stellung?

Wer bereits ausgiebig in diesem Ratgeber gelesen hat, wird die Antwort bereits erahnen: So etwas wie «die beste Stellung» gibt es nicht. Neben persönlichen Vorlieben hat eine ganze Reihe von Faktoren einen Einfluss darauf, wie viel Spass eine bestimmte Stellung einem Paar macht. Es ist beispielsweise ein Unterschied, ob ein Mann von 1,90 Meter und eine Frau von 1,55 Meter für ihr Abenteuer eine Position suchen, bei der sich beide in die Augen schauen können, oder ob ein Paar, das in etwa gleich gross ist, denselben Wunsch hat. Weiter spielen Merkmale wie Gewicht oder Kraft der Sexualpartner eine Rolle, und auch Grösse und Form von Penis und Scheide haben einen Einfluss. Nach all diesen Dingen hat man noch keine besonderen Umstände wie zum Beispiel Müdigkeit oder Rückenschmerzen einberechnet, um die man am entsprechenden Tag herummanövrieren möchte oder muss.

Die Beinarbeit ist entscheidend

Den grössten Einfluss auf das Erleben aller Stellungen hat die Position der Beine der Frau. Eine Rolle spielen dabei vor allem zwei Dimensionen: erstens, ob die Beine der Frau in den Knien angewinkelt oder gestreckt sind; zweitens, ob die Beine gespreizt oder geschlossen sind.

Je gerader die Beine, desto schwieriger wird es, mit dem Penis tief in die Scheide einzudringen. Liegt die Frau beispielsweise auf dem Rücken und hat die Beine gestreckt, dringt der Penis eher wenig tief ein. Winkelt sie die Beine an, ist ein tieferes Eindringen möglich. Am meisten angezogen sind die Beine, wenn die Knie hoch zur Brust gezogen sind oder alternativ auf den Schultern des Mannes ruhen.

Die zweite Dimension – geschlossene oder offene Beine – hat einen Einfluss darauf, wie stark die Reibung ist und wie eng die Scheide sich anfühlt.

Alles unter (weiblicher) Kontrolle

Bei vielen Stellungen ist es der Mann, der mit den Stössen des Penis Takt und Intensität vorgibt. Ist die Frau beim Geschlechtsverkehr dagegen oben, hat sie mehr Kontrolle über die Bewegungen, was viele Frauen als angenehm empfinden. Sie können so besser steuern, wie respektive wie schnell der Penis in der Scheide bewegt wird. Es ist zudem eine Position, in der sich Mann und Frau gut betrachten können – was dann für manche Frauen auch schon wieder ein Grund ist, diese Stellung nicht zu mögen.

HINWEIS *Es gibt keine «beste Stellung». Nur übers Ausprobieren und das Offensein für die Bedürfnisse des Moments findet man immer wieder neu die Position, die gerade am besten passt.*

STELLUNGEN: DIE WICHTIGSTEN FRAGEN UND ANTWORTEN

Welche Stellung hilft, wenn die Frau nur schwer zum Orgasmus kommen kann?
Grundsätzlich helfen alle Positionen, bei denen die Klitoris (beide Teile, der sichtbare wie auch der im Körperinnern verdeckte Teil) stärker mitstimuliert wird. Hilfreich sind oft eher flache statt tiefe Stösse des Penis. Andererseits ist es möglich, dass gerade bei tiefen Stössen die Klitoris der Frau am Schambein des Mannes ankommt und so durch Druck und Reibung wieder eine klitorale Stimulation entstehen kann. Es gilt auch hier: Probieren Sie aus, was am besten passt.

Was, wenn man keine Stellung findet, in der die Frau zum Orgasmus kommt?
In diesem Fall ist man primär einfach in guter Gesellschaft: Die meisten Frauen brauchen eine Stimulation der Klitoris beim Sex. Manchmal kann man diese durch eine Stellung erreichen – und manchmal eben nicht. Dann heisst es ganz einfach Hand anlegen. Viele Männer und Frauen haben das Gefühl, dass es irgendwie «nicht zählt», wenn sie so nachhelfen müssen. Aber es gibt keinen Grund, solchen Sex abzuwerten. Es kann sich im Gegenteil lohnen, wenn jemand noch eine Hand frei hat, diese auch stimulierend einzusetzen.

Je grösser das Stellungsrepertoire, desto besser der Liebhaber. Oder?
Das Stellungsrepertoire ist kein glückliches Mass zur Beurteilung, wie viel Spass jemand im Bett haben und geben kann. Es spricht nichts dagegen, in den immer gleichen Stellungen, die man kennt und mag, Sex zu haben. Es spricht aber auch nichts dagegen, ab und zu mal etwas Neues auszuprobieren. Grundsätzlich gilt sowieso: Es geht hier um Sex und nicht um Leistungssport.

Was ist der beste Tipp, wenn man Lust auf Veränderung, aber nicht auf Turnübungen hat?
Der Einsatz eines Kissens ist ein einfaches Mittel, Stellungen, die man bereits mag, zu verändern. Unter das Becken der Frau geschoben, verändert ein Kissen den Eintrittswinkel des Penis und somit auch die Art der Stimulation – egal in welcher Stellung.

Kann man den Penis durch einen schlechten Winkel bei einer Stellung abknicken?
Jein. Es gibt tatsächlich Stellungen, die weniger geeignet sein können, weil der Penis durch seine individuelle Krümmung und die Art und Weise, wie er vom Körper absteht, eher wieder aus der Scheide rutscht oder weil die Stimulation einfach nicht angenehm ist. Damit es zu einer Penisruptur, dem gefürchteten «Penisbruch», kommt, braucht es aber schon eine sehr heftige und eher plötzliche Belastung. Diese Verletzung ist zum Glück sehr selten (mehr dazu auf Seite 40). Was sich gut anfühlt, ist also mit grösster Wahrscheinlichkeit auch absolut «ungefährlich».

Kann man durch Sex sterben?
Es ist möglich, sich beim Sex derart zu verausgaben, dass man stirbt. Betroffen sind viel mehr Männer als Frauen: Unter 100 Sexopfern sind gerade mal sieben Frauen. Aber auch als Mann braucht man nicht gross Angst zu haben: Die Wahrscheinlichkeit des Sextodes ist nämlich verschwindend klein. Von einer Million Männern stirbt pro Jahr einer beim Sex – mehr als die Hälfte von ihnen übrigens nicht im Bett mit der Ehefrau, sondern mit einer Geliebten.

Bei einigen Stellungen gleitet der Penis nur schwer in die Scheide. Was tun?
Am wichtigsten ist, dass die Scheide der Frau feucht genug ist, sei es von alleine oder mithilfe von Gleitmittel. Bei der einen oder anderen Stellung kann auch ein bisschen Nachhelfen nötig werden, indem die Schamlippen vor dem Einführen etwas gespreizt werden oder der Penis mit der Hand Steuerhilfe bekommt. Überraschend viele Männer und Frauen scheuen sich vor diesem Nachhelfen, dabei ist es absolut normal und oft auch nötig.

Sollte man beim Sex ein Minimum an verschiedenen Stellungen einplanen?
Stellungswechsel können bereichernd sein, weil sich die Stimulation verändert und man den Partner immer wieder anders erlebt. Bei gewissen Stellungen ist

man sich gefühlsmässig näher, weil man sich zum Beispiel in die Augen schauen und so eine andere Verbindung aufbauen kann; andere Stellungen haben wieder andere Vorzüge. Wer von Stellung zu Stellung hastet, verpasst es ziemlich sicher, deren Eigenheiten zu ergründen und auszukosten. Manchmal braucht der Körper auch ganz einfach eine Weile, um auf eine bestimmte Stimulation anzusprechen.

Wie kann vermeiden, dass es beim Stellungswechsel zu unangenehmen Geräuschen kommt?

Sex ist selten eine völlig geräuschlose Sache. Einige Geräusche werden dabei als angenehm erlebt, andere weniger. Beim Geschlechtsverkehr kann es passieren, dass durch die Stösse des Penis Luft in die Vagina gerät. Diese Luft entweicht dann nach dem Sex oder beim Stellungswechsel mit einem nicht kontrollierbaren Geräusch. Verhindern lässt sich das nicht, und am besten findet man sich mit diesem Nebeneffekt ab. Es gibt keinen Grund, dass einem das peinlich sein müsste. Nach einer Geburt können diese Geräusche beim Sex häufiger werden, wenn sich der Beckenboden noch nicht von der Belastung erholt hat. Durch Beckenbodentraining lässt sich das Problem aber meist beheben.

Was kann man tun, damit nach dem Sex keine Schweinerei mit dem Ejakulat entsteht?

Die Konsistenz und auch die Farbe des Ejakulats können sehr unterschiedlich sein. Meist hat es gleich nach dem Erguss eine weissliche, gelartige oder sogar etwas schaumige Textur und ist relativ dickflüssig. Ein paar Minuten nach dem Austreten verflüssigt es sich dann stark und wird wässrig. Steht die Frau nach dem Geschlechtsverkehr auf, kann das Ejakulat heraustropfen. Die einen stört dies mehr, die anderen weniger. Für viele ist das Problem gelöst, wenn sie Taschentücher griffbereit haben, andere legen ein Handtuch aufs Bett, wenn sie ungeschützten Verkehr haben. Einige Frauen gehen nach dem Geschlechtsverkehr am liebsten direkt auf die Toilette (übrigens eine Pflichtübung für alle, die zu Blasenentzündungen neigen, da so nicht nur das Ejakulat aus der Scheide, sondern auch allfällige Bakterien aus der Harnröhre gespült werden). Andere finden dieses unmittelbare Aufstehen und Verschwinden im Klo lästig, für sie ist es ein Stimmungskiller. Schliesslich müssen Sie selber die Lösung finden, die für Sie am besten passt: sei es nun eine «Mir doch egal. Es gehört schliesslich dazu»-Einstellung oder ein Höschen mit Slipeinlage. ■

Lippenbekenntnisse: Oralverkehr

Geben, bekommen, geniessen, vermeiden – am Oralsex scheiden sich die Geister. Dieses Kapitel bietet lustvolle Tipps für Fans und Skeptiker gleichermassen.

Oralverkehr hat bei vielen Männern und Frauen einen Sonderstatus im sexuellen Repertoire. Für die einen ist er so etwas wie der heilige Gral körperlicher Glückseligkeit, für die anderen etwas, was es wenn irgend möglich zu vermeiden gilt. Abschliessend kann man wohl nicht begründen, wie dieser Sonderstatus für jeden Einzelnen zustande kommt. Es gibt aber sehr wohl einige herausragende Charakteristiken, die einen Teil der Anziehung oder Ablehnung erklären können.

Abtauchen zum Zentrum der Lust

Oralverkehr bewegt sich in einer bemerkenswerten Spannung zwischen Geben und Bekommen. Die Rollen zwischen diesen beiden Parts sind beim Oralverkehr nicht nur klar verteilt (von der Sonderstellung «69», bei der sich die Partner gleichzeitig oral stimulieren, einmal abgesehen). Es findet auch eine nicht übersehbare Verschiebung der Ebenen statt, auf denen sich die Partner begegnen: Oralverkehr bedeutet einen Abstieg für den gebenden Partner, im eigentlichen und auch im übertragenen Sinne. Das Höchste – und in einigen Kulturen sogar «Heilige» – am Körper, nämlich der Kopf, befindet sich plötzlich inmitten der Genitalien des Partners. Eine ungewohnte Situation, die nicht alle Menschen in gleicher Weise geniessen oder eben auch nur akzeptieren können.

HINWEIS *Beim Oralverkehr entsteht eine eigentümliche Mischung aus Nähe und Distanz zwischen den Partnern, eine besondere Form der Intimität und auch einfach eine sehr intensive Körperlichkeit.*

Der Wahrnehmungsfokus der gebenden Person befindet sich unmittelbar im intimsten Bereich der empfangenden Person. Ein Austausch auf Augenhöhe ist sprichwörtlich nicht mehr möglich. Gleichzeitig muss die empfangende Person ihren eigenen Körper und vor allem auch ihren Intimbereich gernhaben, um ihn einer anderen Person auf diese Weise zu offenbaren und auch zu überlassen.

Gleichzeitig dürfte für eine gebende Person Oralverkehr dann am schönsten sein, wenn sie Freude an der Beschäftigung mit dem Genitale des Gegenübers hat. Und diese Freude und Wertschätzung ist nun mal nicht bei allen gleich gross. Beim Oralverkehr zeigt es sich oft besonders deutlich, wenn jemand ein recht distanziertes Verhältnis zu den eigenen Genitalien oder denen des Partners hat. Ob Penis oder Vulva, wenn «das da unten» mehr geduldet als gemocht wird, ist das keine ideale Voraussetzung für genussvollen Oralsex.

Sind Genitalien schmutzig?

Hygienische Bedenken sind in Bezug auf Oralverkehr oft ein Thema. Die Nähe zum After und die mehr oder weniger unausweichliche Berührung des Harnröhrenausgangs mit dem Mund ist für viele ein Problem. Ein Argument, das sich medizinisch gesehen leicht entkräften lässt, da es sich beim Urin eines gesunden Menschen um eine keimfreie Flüssigkeit handelt und man in Bezug auf den After beim Einhalten minimaler Hygieneregeln auch keinem nennenswerten Risiko ausgesetzt ist.

SAFER ORALSEX

Beim Oralverkehr müssen Sie sich zwar nicht um Verhütung kümmern, es können aber Krankheiten übertragen werden. Abhilfe bieten neben dem Einsatz von Kondomen sogenannte Lecktücher (auch «Dental Dams» genannt). Diese hauchzarten Gummitüchlein können Sie im Sexshop kaufen. Sie werden auf die Vaginal- oder Analregion gelegt und schützen, korrekt angewendet, unter anderem vor Infektionen durch Darmbakterien oder Hepatitis (mehr Informationen zu sexuell übertragbaren Krankheiten siehe Anhang).

Ein Lecktuch kann man auch selber basteln, indem man ein Kondom aufschneidet und mit der mit Gleitmittel versehenen Seite auf die Genitalregion auflegt. ■

HINWEIS *Oralverkehr ist meist angenehmer, wenn weniger Intimbehaarung vorhanden ist. Es gibt jedoch keinen Rasurzwang auf dem Weg zu lustvollem Oralsex.*

Oralverkehr beim Mann (Fellatio)

Das Wort «Fellatio» kommt vom lateinischen «fellare», was saugen bedeutet. Und das ist, um einen der unten aufgeführten Tipps zum Oralverkehr vorwegzunehmen, die wesentlich bessere Herangehensweise als das umgangssprachliche «Blasen». Diesbezüglich liegt auch der Begriff «Blowjob» aus dem Englischen zwar falsch, er berücksichtigt aber mit dem «Job» mindestens die Idee, dass die Sache ganz schön anstrengend sein kann.

Oralverkehr beim Mann heisst mehr, als nur den Penis in den Mund zu nehmen und mehr oder weniger begeistert rauf- und runterzufahren. Die hier aufgeführten Tipps werden in keiner bestimmten Reihenfolge aufgezählt und sollen Inspirationen sein, aus denen man sich wie aus einem Baukasten nach Lust und Laune bedienen kann. Sanftere, zurückhaltende Stimulationen bieten sich jedoch zum Einstieg an.

In den Abschnitten zur Intimmassage können Sie sich weitere Ideen holen. Denn eigentlich ist Oralsex nichts anderes als eine Intimmassage mit dem Mund. Und auch hier gilt: Kombinieren Sie verschiedene Techniken! Bei einem Blowjob dürfen auch die Hände ruhig mitmachen.

Penis

- Den Penis küssen, ohne ihn in den Mund zu nehmen. Besonders empfindlich sind die Eichel, der Eichelkranz, das Frenulum.
- Den Penis und seine empfindlichen Stellen lecken, wiederum ohne ihn in den Mund zu nehmen. Dabei die Art des Leckens variieren: Eine angespannte, herausgestreckte Zunge bekommt eine relativ harte Spitze, mit der man den Penis anders stimulieren kann, als wenn die Zunge entspannt und weich bleibt.
- Den Penis in den Mund nehmen. Die Vorhaut (falls vorhanden) kann dabei mit den Lippen nach hinten gedrückt werden oder mit der Hand nach hinten gezogen werden. Die Vorhaut kann die Eichel zunächst jedoch auch weiter bedecken.

- Dinge, die für immer wieder andere Stimulationen sorgen, wenn der Penis im Mund ist: den Kopf nach links und rechts drehen; summen; vorher etwas Kaltes (z.B. einen Eiswürfel) oder etwas Warmes (z.B. Tee) in den Mund nehmen.
- Auch wenn es «Blasen» heisst: Saugbewegungen, Ziehen beziehungsweise das Bilden eines Vakuums sorgen für eine wesentlich angenehmere Stimulation.
- Es gibt Männer, die es besonders erregend finden, wenn beim Oralverkehr der Penis auch mit den Zähnen stimuliert wird, indem sie sanft über den Schaft oder andere Bereiche gezogen werden. Für andere Männer ist das eine absolute Schreckensvorstellung und beängstigend («Bissgefahr»). Deshalb gilt: vorher fragen oder wachsam ausprobieren und die Reaktion abwarten.
- Den Penis sanft anpusten, wenn er von Spucke oder Gleitmittel schon feucht ist. Nach dem Orgasmus kann diese sanfte Stimulation nochmals einen Kick geben.
- Honig, Sirup, Schokoladensauce oder Ähnliches auf den Penis auftragen und ablecken.
- Das Gefühl für all diese Handgriffe – oder besser «Mundgriffe» – ändert sich, wenn die Vorhaut gleichzeitig mit der Hand nach unten gezogen wird – oder eben nicht.

Hoden

Das mehr oder weniger starke Miteinbeziehen der Hoden oder genaugenommen des Hodensacks bei einem Blowjob wird von den meisten Männern als besonders angenehm empfunden.

- Den Hodensack lecken, küssen. Auch hier die Spannung der Zunge variieren. Die Berührung der Zunge auf der Haut verändert sich so.
- Die Hoden durch den Hodensack hindurch in den Mund nehmen und sanft an ihnen saugen.

Damm / After

- Den Damm lecken oder küssen.
- Auch die Analregion kann geleckt und geküsst werden (Anilingus, auch: «Rimming» von engl. rim, Rand). Hier muss man allerdings besonders auf Hygiene bedacht sein oder allenfalls ein Lecktuch verwenden (siehe Kasten auf Seite 105).

WAS TUN BEI STARTSCHWIERIGKEITEN ODER PROBLEMEN UNTERWEGS?

Lust, einen Blowjob zu geben, aber wenig Erfahrung und Hemmungen? So kann man üben.

Stängelglace oder Lebensmittel mit passender Form eignen sich bestens, wenn Sie gerne mal «trocken» üben möchten. So können Sie auch gut experimentieren, wie tief Sie den Penis in den Mund nehmen möchten, ohne sich dabei unwohl zu fühlen. Die Idee solcher Trockenübungen mag vielleicht eigenartig erscheinen, sie können aber Sicherheit vermitteln und Ängste abbauen.

Der Partner wünscht sich einen Blowjob, aber man mag nicht. Nie.

Im Bett gilt: Sie sollten nur tun, was für Sie stimmt und Ihnen Spass macht. Dabei kann es aber auch schön sein, dem Partner ein besonderes Erlebnis zu schenken und dabei die Erregung zu geniessen, die Sie auslösen. Ein kategorisches Nein zu einer bestimmten Technik ist zwar Ihr gutes Recht, manchmal aber auch etwas voreilig und schade. Und wenn man selber in den Genuss von Oralverkehr kommen möchte, auch ganz einfach schlechter Stil.

Oft hilft es, nicht von null auf hundert einzusteigen und einfach mal zu besprechen, was genau Sie nicht mögen und was Sie allenfalls (ohne Druck des Partners zu mehr!) ausprobieren könnten. Wenn Sie sich nicht mit dem Gedanken anfreunden können, einen Penis in den Mund zu nehmen, haben Sie ja vielleicht nichts dagegen, ihn zu küssen und zu lecken. Mögen Sie die Idee nicht, mit dem Mund eine Zone zu berühren, wo auch Urin austritt, hilft eventuell das Verwenden eines Kondoms. Für ein angenehmes Gefühl sollten Sie in diesem Fall vor dem Aufrollen des Kondoms etwas Gleitmittel auf den Penis geben, damit sich die Berührung auch mit Kondom besonders intensiv anfühlt.

Schlucken oder spucken?

Manche Frauen hätten grundsätzlich Spass daran, ihren Partner oral zu befriedigen – wenn nur die Sache mit dem Sperma nicht wäre. Männer, die von ihren Partnerinnen erwarten, dass sie Sperma freudig schlucken, können ja mit gutem Beispiel vorangehen und zuerst selber ihr Ejakulat schlucken – oft sind dann plötzlich die Meinungen und Forderungen nicht mehr ganz so klar. Beim Umgang mit Sperma sind ruhig Blut und Kreativität gefragt. Vielleicht ist es ja o.k., das Sperma in den Mund zu bekommen, es aber nicht zu schlucken (Taschentücher griffbereit halten!)?

Oder es hilft, das Ejakulat zuerst mal in Ruhe zu betrachten, wenn es auf der Hand oder einem Papiertaschentuch ist. Wer es mit Schlucken probieren möchte, aber nicht gleich die volle Dosis abbekommen will (das würde man mit einem unbekannten Lebensmittel ja auch nicht machen), kann das Sperma auch mit dem Finger befühlen oder allenfalls ganz wenig kosten. Sie können auch vereinbaren, dass der Mann nach dem Oralverkehr auf seinen eigenen Bauch kommt oder in seine Hand oder in Ihre Hand ejakuliert. Wie auch immer: Das Ankünden des Samenergusses gehört zum guten Bett-Ton, ob die Partnerin nun schluckt oder ob man eine andere Vereinbarung hat.

Was tun gegen den Würgereflex?

Viele Männer sind fasziniert davon, wenn eine Frau den Penis besonders tief in den Mund nehmen kann. Manche Frauen haben aber genau davor Angst, weil sie einen starken Würgereflex befürchten oder bereits einmal erlebt haben. Ganz wichtig: Für einen hervorragenden Blowjob ist es nicht nötig, dass der Penis besonders tief in den Mund genommen wird. Die empfindlichsten Stellen liegen so oder so an seiner Spitze.

Der Würgereflex entsteht, wenn der Penis hinten im Gaumen anstösst. Das lässt sich am leichtesten verhindern, wenn die Frau die Kontrolle über den Blowjob behält. Einerseits sollten Sie den Partner aufklären und um Achtsamkeit bitten (keine Stossbewegungen mit dem Penis in den Mund). Sie können aber auch eine Hand um die Basis des Penis schliessen und so eine Art «Einstosslimite» schaffen. Entsteht der Würgereflex eher durch Abneigung als durch einen physischen Reiz, sollten Sie zusammen absprechen, wie Sie den Blowjob angenehmer gestalten können (siehe Tipps weiter oben). Vielleicht können Sie sich den Oralverkehr durch Schokosauce oder ein Gleitmittel mit Aroma versüssen oder, wenn Körpergeruch oder -geschmack ein Problem ist, um eine Dusche unmittelbar vor dem Sex bitten. ■

Oralsex bei der Frau (Cunnilingus)

«Mit der Zunge an die weibliche Scham» – in etwa so lässt sich der Begriff Cunnilingus übersetzen (lat. cunnus = weibliche Scham, lingua = Lippen). Auch hier gilt: Es lohnt sich vorgängig die Lektüre zur Intimmassage bei der Frau (siehe Seite 93), denn Oralverkehr ist nichts weiter als eine Massage mit dem Mund. Manche Frauen haben Hemmungen, sich mit dem Mund befriedigen zu lassen oder den Partner gar darum zu bitten, weil sie es sich unangenehm vorstellen, mit dem Gesicht in diesen feuchten und für sie selber schlecht zugänglichen Bereich vorzudringen. Der überwiegenden Mehrheit der Männer macht das aber mindestens nichts aus, viele geniessen es sogar.

Beim Oralverkehr bei der Frau ist nicht nur Kreativität gefragt, auch die richtige Liegeposition ist hilfreich. Für einen optimalen Zugang zur Vulva hilft nicht nur das Spreizen der Beine. Auch ein leichtes Abkippen des Beckens nach oben, zum Beispiel mit Unterstützung eines Kissens, kann hilfreich sein.

Auch hier gilt: Die vorgestellten Tipps sollen Anregungen sein, die nach Lust und Laune ausgeführt und vor allem auch mit Stimulationen durch die Hand ergänzt werden können.

Schamlippen

- Die inneren und äusseren Schamlippen küssen.
- Werden die Schamlippen mit den Fingern gespreizt – diesen Part kann auch die Frau übernehmen –, wird der Zugang zu den inneren Schamlippen erleichtert.
- Die Schamlippen lecken, in Längsrichtung oder wie es sich gerade ergibt. Je nach Anatomie und Erregung der Frau sind die äusseren Schamlippen leicht geöffnet. Mit der Zunge über die Zone gleiten, wo sich die Schamlippen berühren oder eben trennen, und eventuell leicht zwischen die Schamlippen eindringen.
- Eine weit herausgestreckte Zunge wird hart und spitz, eine entspannte Zunge bleibt weich. Entsprechend fühlen sich Leck- oder Massagebewegungen ganz anders an.
- Mit der Hand oberhalb der Klitoris sanft gegen den Venushügel drücken. Die Schamlippen werden so gespannt, und Berührungen werden anders wahrgenommen. Oft wird dadurch auch die Klitoris zugänglicher.

Klitoris

Die Anatomie der Klitoris kann sehr verschieden sein, genau wie die Vorlieben der Frau für eine bestimmte Art von Berührung. Je nach Erregungsphase können sich diese Vorlieben zudem ändern. Im Umgang mit der

Klitoris ist nicht nur Sorgfalt gefragt, sondern ein waches Auge dafür, wie die Partnerin gerade reagiert.

- Mit der Zunge in kreisenden Bewegungen um die Klitoris herumfahren, ohne die Klitoris selbst gross zu berühren.
- Lecken über die Klitoris, von links nach rechts oder von oben nach unten. Dabei die Spannung der Zunge und die Intensität der Berührung variieren.
- An der Klitoris saugen.
- Die Klitoris kann stets direkt oder durch die Klitorisvorhaut stimuliert werden.
- Eine wenig beachtete Zone ist die um den Harnröhreneingang. Sie ist ebenfalls empfindlich, weil sich dort verschiedene Schwellkörper befinden.

Scheide

Die Scheide ist beim Oralverkehr nicht gut zugänglich, und die möglichen Stimulationsarten sind eher beschränkt. Man muss sich nicht verbiegen und verschlucken, nur weil man die Scheide mit der Zunge möglichst tief stimulieren möchte. Viele Frauen vermissen Stimulation durch den Mund dort nicht unbedingt, finden es aber sehr schön, wenn die Scheide während des Oralsex gleichzeitig mit der Hand stimuliert wird.

- Lecken des Scheideneingangs in verschiedenen Richtungen und mit unterschiedlicher Zungenspannung.
- Einführen der Zunge am Scheideneingang. Das kann mehr oder weniger gut möglich sein, aber es ist nicht wichtig, möglichst weit einzudringen. Es geht um die Bewegung.

Damm / After

Für Oralverkehr in der Region von Damm und After der Frau gelten die gleichen Tipps und Spielregeln wie beim Mann: Stimulationen sind auch mit dem Mund möglich und vielleicht gewünscht, Hygiene ist aber ganz wichtig. Tipps siehe nächstes Kapitel.

- Manche Frauen sind verunsichert, wenn der Mann seine Erektion verliert, während er sie oral stimuliert. Das ist kein Zeichen dafür, dass es ihm missfällt; es ist einfach nur normal. Vermutlich konzentriert er sich gerade mehr aufs Lustmachen als aufs Lusterleben. Und: Ein Mann ist keine Maschine, und eine Erektion funktioniert nicht auf Knopfdruck.

WAS TUN BEI STARTSCHWIERIGKEITEN ODER PROBLEMEN UNTERWEGS?
Aufmerksame Leserinnen und Leser werden merken, dass das Kapitel «Startschwierigkeiten und Probleme unterwegs» beim Blowjob wesentlich länger ist. Mit anderen Worten: Frauen scheinen mehr Probleme damit zu haben, ihre Partner oral zu befriedigen als umgekehrt, und entsprechend gibt es dort auch mehr Tipps. Dieses Ungleichgewicht rührt daher, dass deutlich weniger Männer Hemmungen haben, ihre Partnerinnen oral zu befriedigen. Die meisten tun das, wenn nicht immer mit maximaler Ausdauer, so doch mit ziemlicher Begeisterung. Sie tauchen gerne in diese geheimnisvolle Zone ab und geniessen es, der Partnerin so Lust zu bereiten.

Woher dieser Unterschied kommt, lässt sich nicht abschliessend erklären. Es zeigt sich aber im Bereich der ganzen Sexualität, dass sich Männer mit Körperlichkeit einfach weniger schwertun und, zum Wohle wie zum Wehe, einen sehr unverkrampften Umgang mit körperlichen Vorgängen haben.

Wie können Männer Oralsex üben?
Für den Mann ist es etwas schwieriger, ein geeignetes Übungsfeld zu finden. Ein guter Trick ist aber, mit der Zunge die eigene angespannte Handfläche zu lecken und dabei die Spannung der Zunge zu variieren. So bekommt man ein Gefühl dafür, wie sie sich anfühlt. ■

Spass in der Tabuzone: Analverkehr

Analsex ist für viele das letzte grosse Tabu. Für alle, die diese Zone gerne einmal erkunden möchten, bietet dieses Kapitel einen kleinen Leitfaden mit Tipps und Dingen, die es zu bedenken gilt.

Analsex in allen seinen Spielarten ist für viele Männer und Frauen ein Tabu. Das macht ihn einerseits zu einem delikaten Thema, andererseits auch zu etwas Faszinierendem mit viel Anziehungskraft. Es ist aber nicht nur der Hauch des Verbotenen, der Analsex reizvoll macht. Die Analregion ist auch anatomisch eine empfindliche Körperzone, weshalb Stimulationen dort als sehr intensiv erlebt werden.

In Sachen Tipps und Dingen, die es zu beachten gilt, profitieren Männer und Frauen grundsätzlich vom Gleichen, weshalb dieses Kapitel nicht nach Geschlechtern unterteilt ist. Im Bettalltag spüren viele Paare jedoch, dass die Stimulation dieser Zone für Frauen etwas einfacher ist, weil sie es gewohnt sind, dass bei ihnen etwas eingeführt wird, was für Männer wiederum meist Neuland ist. Schliesslich gilt wie bei jeder Praktik: Erlaubt ist, was gefällt.

Spielregeln und Vorsichtsmassnahmen

Beim Analsex sind ein paar Vorkehrungen nötig, damit es nicht zu Schmerzen oder gar Verletzungen kommt. Und weil Darmbakterien präsent sind, spielt auch die Hygiene eine Rolle.

- Liegen Darm- beziehungsweise Enddarmprobleme vor, sollte man auf Analsex verzichten. Das können bestimmte Erkrankungen oder Verletzungen sein oder beispielsweise eine Anfälligkeit für oder das akute Vorliegen von Hämorrhoiden.
- Zu lange oder kantige Fingernägel können Verletzungen an der sehr empfindlichen Haut auslösen.
- Schutz vor sexuell übertragbaren Krankheiten ist hier besonders wichtig, weil die Analregion sehr empfindlich ist und leicht verletzt wird. Das erhöht das Übertragungsrisiko für gewisse Krankheiten.
- Darmbakterien dürfen nicht in andere Körperöffnungen geraten. Der Mann schützt sich beim Eindringen am besten mit einem Kondom. Was eingeführt wurde (Penis, Finger, Sex-Toy), muss unbedingt gründlich gewaschen werden, bevor man damit andere Bereiche stimuliert. Es dürfen keine Keime in die Vagina gelangen! Alternativ kann man Finger oder andere Objekte mit einem Kondom vor Verunreinigungen schützen. Die Kondome müssen sofort gewechselt werden, wenn wieder andere Bereiche stimuliert werden.
- Wer beim Analverkehr ein Objekt einführen möchte, muss darauf achten, dass es keine scharfen Kanten hat. Ausserdem muss es unbedingt einen Fuss, also eine Erweiterung am Ende, oder eine Rückholschlaufe

haben. Die Darmmuskulatur und der Schliessmuskel sorgen dafür, dass Dinge regelrecht «eingesogen» werden. Ist etwas erst mal im Darm verschwunden, bleibt einem nichts als der Besuch beim Notfallarzt.

- Für Analverkehr unbedingt viel Gleitmittel verwenden und während des Sex auch wieder neu auftragen. Die Darmwand ist nicht nur sehr empfindlich, sondern nimmt als Gewebe auch Flüssigkeiten und somit Gleitmittel auf.
- Wer möchte, kann vorher einen sogenannten Mini-Einlauf mit einer Klistierspritze machen. Diese gibts, inklusive genauer Anleitung, in der Apotheke. Ein vorgängiger Einlauf erspart einem aber nicht die Hygienemassnahmen – und er ist auch nicht unbedingt nötig.
- Quasi von null auf hundert mit Analsex zu beginnen, funktioniert für die wenigsten Leute. Er macht mehr Spass, wenn die Erregung bereits schon da und etwas grösser ist. Besonders Einsteiger sollten sich viel Zeit lassen.
- Der Schliessmuskel des Afters ist dem Willen unterworfen. Es ist ganz wichtig, dass eine Person Lust hat auf Stimulation in diesem Körperbereich. Macht die Person «im Kopf zu», ist es praktisch unmöglich, lustvollen Analsex zu haben. Ein Gefühl von «heute nicht» kann mehr oder weniger bewusst vorhanden sein. Klappt es mit der nötigen Entspannung und Offenheit nicht, sollte man nichts forcieren.

Tipps für lustvollen Analsex

Mit den gerade vorgestellten Vorsichtsmassnahmen im Hinterkopf können Sie nun also zur Praxis übergehen.

- Die beste Position für Analverkehr ist der Vierfüsslerstand. Die Darmwand ist empfindlich, und direkte Stösse gegen sie werden meistens als unangenehm empfunden. Im Vierfüsslerstand verbessert sich der Winkel derart, dass beim Eindringen mehr oder weniger «freie Bahn» herrscht.
- Bevor ein Objekt eingeführt wird, braucht es eine Massage der Analregion (siehe Intimmassage). Anfänger beginnen am besten damit, sehr langsam und sorgfältig einen Finger einzuführen, um sich an das Gefühl zu gewöhnen. Auch jetzt schon gilt: mit Gleitcreme nicht knausern.
- Beim Einführen des Penis oder eines grösseren Toys immer sehr langsam und sehr sorgfältig vorgehen.

- Kreisende, pressende Bewegungen mit dem eingeführten Objekt werden als angenehmer empfunden als ein wiederholtes Rein und Raus, bei dem der Widerstand des Schliessmuskels immer wieder von Neuem überwunden werden muss.
- Ganz wichtig: Alles Eingeführte muss später auch ganz langsam und ganz vorsichtig wieder herausgezogen werden.
- Analsex darf nicht wehtun! Falls sich etwas nicht gut anfühlt, sofort aufhören.

Kleine Helfer: Sex-Toys

Für die einen sind sie das Tüpfelchen auf dem «i» von geil, für die anderen undenkbarer und unnötiger Ballast im Bett: Sex-Toys. Richtig eingesetzt, können sie dem Liebesleben sehr wohl Würze geben.

Wie so oft im Leben entscheidet auch beim Einsatz von Sex-Toys das richtige Mass darüber, ob etwas zum Erfolg wird – und dieses Mass kann von «nie und nimmer» bis «am liebsten möglichst oft» reichen. Einmal mehr lautet also die Devise: Erlaubt ist, was gefällt, was für einen persönlich und als Paar stimmt und was Spass macht.

Vielleicht der einzige Vorbehalt beim Zücken von Spielzeug ist, dass man sich als Paar zuerst die Zeit nehmen sollte, die eigenen Körper ohne Zusatzhilfe zu entdecken und auszukosten – und zwar ohne dass irgendein Toy dazwischensteht. Spielzeug kann einem ein gewisses Engagement und vielleicht auch die Entdeckungslust abnehmen, weil ein Toy einen Teil der (hoffentlich ja schönen) Arbeit erledigt. Es kann beispielsweise genügen, einen Vibrator auf die Klitoris aufzulegen – und schon geht die Post ab. Finger oder Zunge müssen dagegen stets in kreativer Bewegung bleiben. Dennoch sind Sex-Toys ein nettes Extra, auf das man ohne Weiteres zurückgreifen darf, wenn man sich erst mal erkundet und auch ein bisschen ausgetobt hat.

Aus dem Haushalt …

Leider haben viele Männer und Frauen eine ziemlich eingeschränkte und auch negative Vorstellung von Sex-Toys. Da kommen vor allem mehr oder weniger ästhetische Gummipenisse oder -puppen vor. Dabei haben die meisten eine ganze Reihe von Sex-Toys in den eigenen vier Wänden, auch wenn sie noch nie einen Fuss in einen Sexshop gesetzt oder einen Klick bei einem entsprechenden Webshop gemacht haben: Ein Pinsel aus einem Malkasten kann ein Sex-Toy sein, wenn man dem Partner damit sanft über den Körper streicht. Ein Seidenfoulard kann ein Sex-Toy sein, wenn man dem Partner damit die Augen verbindet. Die Duschbrause wird zum Massagestrahl und die elektrische Zahnbürste zum Vibrator: Der Fantasie sind keine Grenzen gesetzt.

Das sind die wichtigsten Tipps, damit das Spiel mit improvisierten Toys aus der Lust keine Last macht:

- Tabu ist alles mit Ecken, Kanten oder Teilen, die sich lösen könnten.
- Dinge, die eingeführt werden, besser mit einem Kondom bedecken. Das gilt vor allem für Objekte, die nicht richtig gereinigt werden können oder die Stoffe und Stückchen abgeben könnten, etwa Früchte oder Gemüse.
- Vorsicht mit improvisiertem Spielzeug im Analbereich. Dieses braucht eine Rückhaltefunktion oder Rückholschlaufe, damit es nicht im After verschwindet. (Oder dann viel Spass dabei, wie Sie auf der Notfallstation erklären, wie das da hingekommen ist …)

… oder aus dem Sexshop

Es gibt viele stilvolle Sexshops mit gediegenem Ambiente, die ihr Sortiment sorgfältig auswählen. Manche Läden spezialisieren sich sogar besonders auf die Bedürfnisse weiblicher Kundinnen (siehe Anhang).

Das Toy-Sortiment ist mittlerweile verblüffend gross, und ein Sexshop, der etwas auf sich hält, verfügt über geschultes Personal, das einerseits die angebotenen Produkte kennt, aber auch mit den Fragen der Kundschaft umzugehen weiss.

Viele Männer und Frauen kaufen Sex-Toys am liebsten anonym im Internet. Das ist zwar praktisch, man verzichtet so aber auf die Möglichkeit einer Beratung und auf die Gelegenheit, das Toy der Wahl vor dem Kauf in die Hand nehmen zu können. Dieses «trockene Ausprobieren» lohnt sich meist, weil man nur so wirklich beurteilen kann, ob Grösse, Material und gegebenenfalls Vibrationsfunktion auch der eigenen Vorstellung entsprechen.

Dildos

Sie sind mehr oder weniger stark einem erigierten Penis nachempfunden und können aus den verschiedensten Materialien bestehen, von Plexiglas über Silikon bis hin zu Holz oder Metall. Dildos unterscheiden sich von Vibratoren, weil sie keine Vibrationsfunktion haben und die Stimulation einfach über die Form und die Bewegung durch den Anwender entsteht.

Dildos werden zur Stimulation von Scheide oder After verwendet. Je nach Verwendungszweck und Vorliebe können sie gebogen sein und besondere Oberflächenstrukturen aufweisen. Sie kommen in ganz unterschiedlichen Grössen vor. Ein kleiner Dildo ist «manövrierfreudiger» als ein grosser. Form, Material, Grösse und Optik sind ganz einfach Geschmackssache und richten sich auch nach der Technik, mit der stimuliert werden soll.

Vibratoren

Es gibt sie in den verschiedensten Varianten. Manchmal ist ihre Form einem Penis nachempfunden, manchmal haben sie formtechnisch rein gar nichts mit einem Phallus zu tun. Es gibt Vibratoren, die dafür designt sind, eingeführt zu werden, andere wiederum sind sogenannte «Auflagevibratoren», die nicht eingeführt werden. Sie sind meist kleiner und handlicher und eignen sich aufgrund ihrer Form und Grösse besonders gut zur Stimulation der Klitoris während des Geschlechtsverkehrs. Vibratoren können unterschiedliche Vibrationsstufen und -intensitäten haben.

Gerade ein solches Gerät kauft man mit Vorteil persönlich im Sexshop. So kann man Form, Grösse und Material beurteilen, aber auch die Lautstärke und das Bedienelement – die Handhabung soll schliesslich auch im Dunkeln und in hitzigen Momenten einfach und schnell sein. Ob einem die Art und Intensität der Vibration gefällt, lässt sich mit folgenden beiden Tricks testen: Halten Sie den laufenden Vibrator durch die Kleider an das Körperteil, das Sie stimulieren möchten. So können Sie prüfen, ob er in

EIFERSÜCHTIG AUF DEN VIBRATOR?

Manche Männer reagieren defensiv und gekränkt, wenn ihre Partnerin einen Vibrator ins Liebesspiel integrieren möchte. Sie haben Angst, dass ihnen der Vibrator den Rang ablaufen könnte und die Partnerin mit dem Toy vielleicht mehr Spass hat als mit dem Penis.

Solche Befürchtungen sind in aller Regel unbegründet. Im Gegenteil: Gerade wenn eine Frau nur schwer zum Orgasmus kommt, kann der Vibrator ein kostbarer Helfer sein. Und wer sagt denn, dass nur die Frau in den Genuss der guten Schwingungen kommen soll?

Wer auch in diesem Gedanken keinen Trost findet: An einem echten Penis hängt immerhin noch eine Person mit einem Körper, mit Händen und einem Kopf, in dem viele kreative Ideen stecken. Und das ist etwas, was ein Vibrator niemals bieten kann. ■

der später verwendeten Position gut in der Hand liegt, und Sie haben schon mal eine Idee, wie sich der Vibrator anfühlt. Weiter können Sie einen laufenden Vibrator an Ihre Nasenspitze halten. Das gibt Ihnen eine Vorstellung davon, wie die empfindlichen Sexualorgane auf die Intensität der Vibration reagieren.

Anal-Toys

Es gibt verschiedene Spielzeuge, die speziell auf die Verwendung im Analbereich ausgelegt sind. Sie alle haben gemein – und das ist wichtig –, dass sie eine Rückhaltefunktion haben, die verhindert, dass sie im After «verschwinden». Das kann eine Art Fuss oder breiter Boden sein, aber auch eine Rückholschnur. Bei der Verwendung von Sex-Toys im Analbereich ist es besonders wichtig, viel Gleitmittel zu verwenden und die Toys langsam einzuführen und herauszuziehen.

Spielzeug für Ihn

Lange wurden Männer von der Sex-Toy-Industrie etwas vernachlässigt. Während die Damen aus einem immer grösser werdenden Sortiment an stylischen, witzigen und vor allem auch durchdachten Toys wählen konnten, lief Spielzeug für den Mann eher unter den Kategorien «peinlich» oder «unfreiwillig komisch». In gut assortierten Sexshops gibt es aber immer mehr sehr schön gemachte Toys für Männer, angefangen bei der künstlichen Vagina über Analdildos bis zu Penisringen. Auch hier lohnt es sich, vorbeizugehen und eine Beratung in Anspruch zu nehmen.

Gleitmittel

Sex-Toys sind zwar so gemacht, dass sie sich besonders angenehm anfühlen; trotzdem ist der grosszügige Einsatz von Gleitmittel wichtig. Beim Verwenden von Sex-Toys aus Latex oder von solchen, die Latex enthalten, sollten Sie kein öl- oder fetthaltiges Gleitmittel verwenden. Silikon-Toys wiederum können durch Silikongleitmittel leiden. Gleitmittel auf Wasserbasis eignen sich für fast alle Anwendungen; im Zweifelsfall findet man auf der Packungsbeilage Tipps und Einschränkungen vom Hersteller. Manche Gleitmittel verfügen über Zusätze wie Aromen oder Stoffe, die die Durchblutung der Haut beeinflussen und für Wärme- oder Kälteeffekte sorgen.

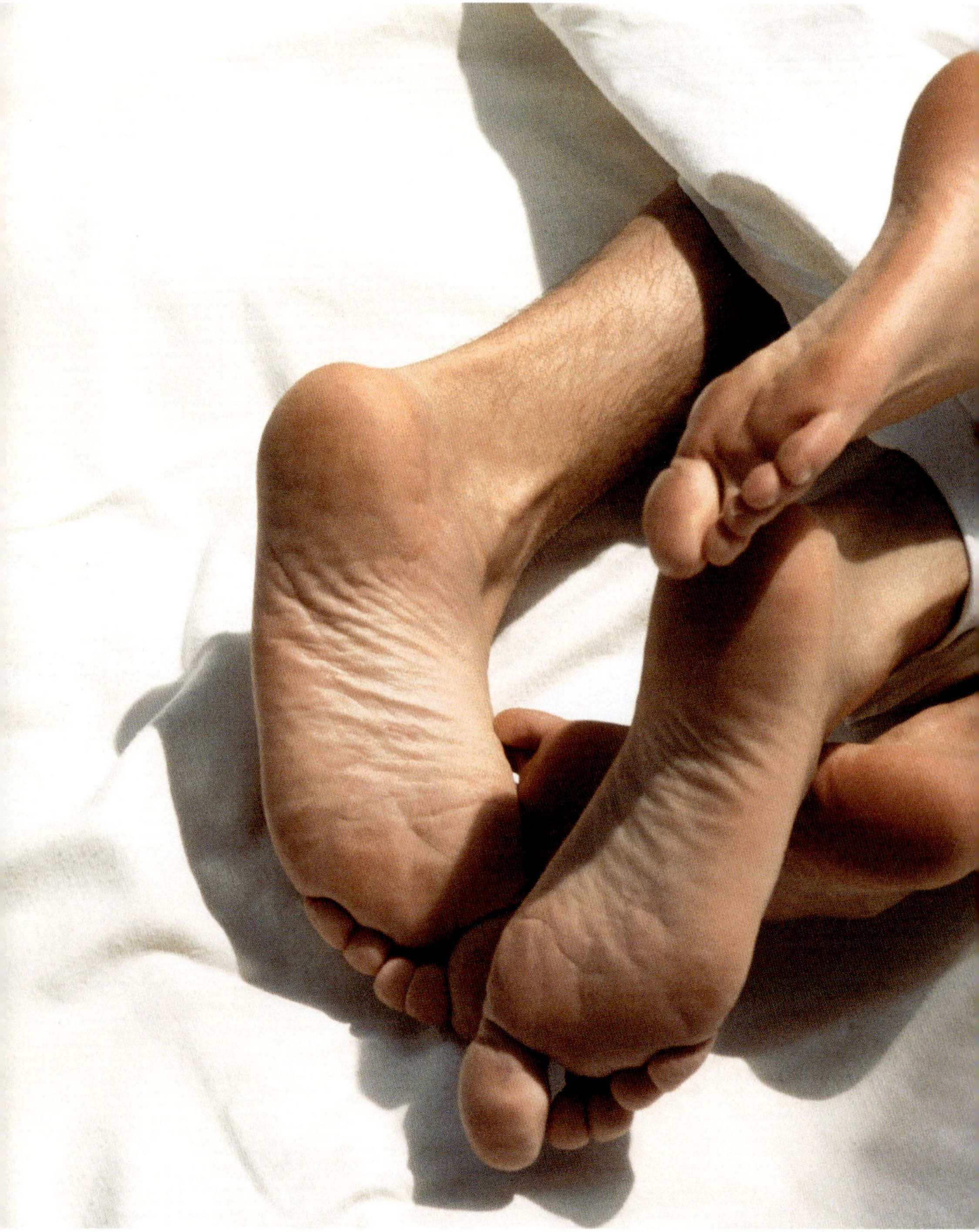

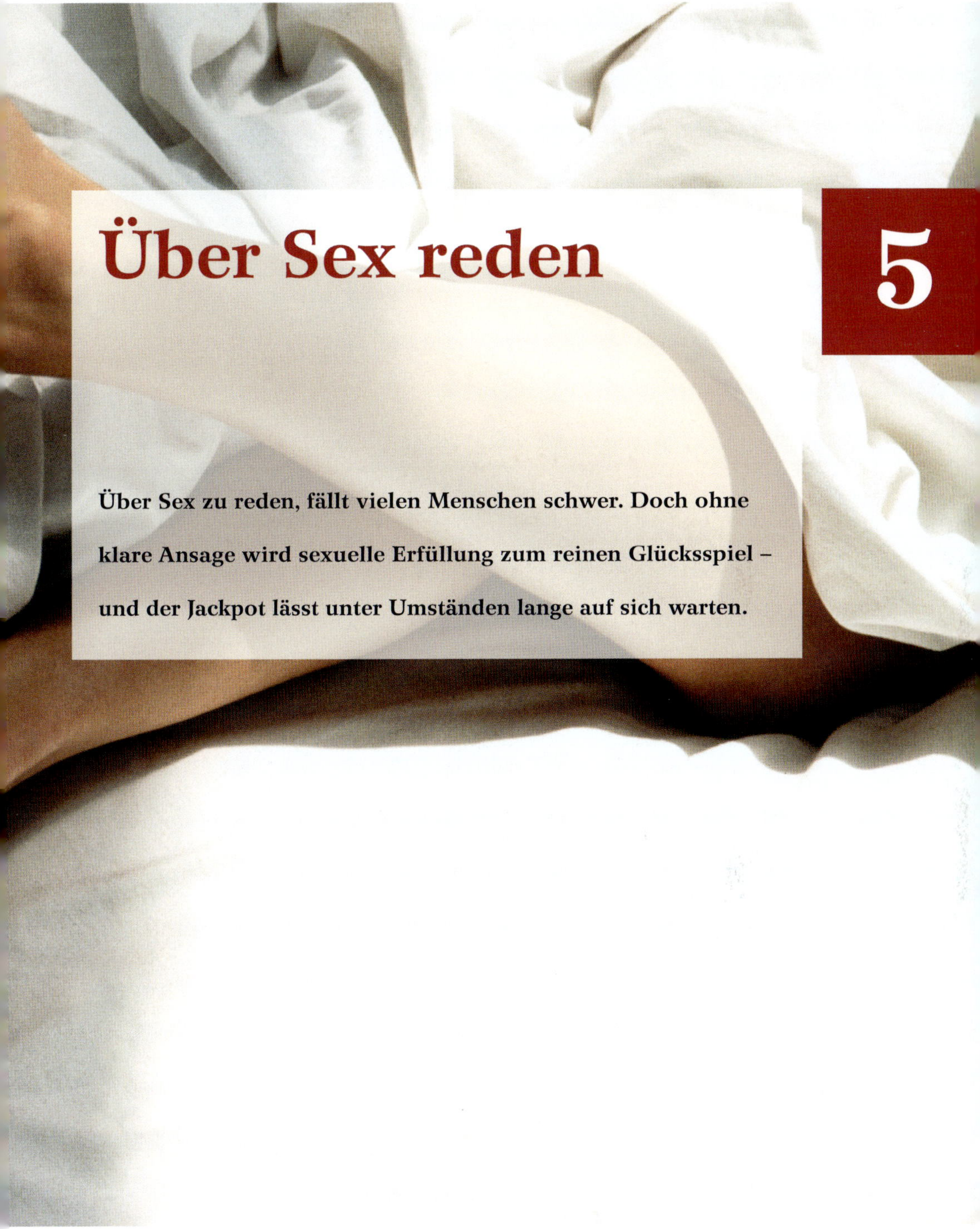

Über Sex reden

5

Über Sex zu reden, fällt vielen Menschen schwer. Doch ohne klare Ansage wird sexuelle Erfüllung zum reinen Glücksspiel – und der Jackpot lässt unter Umständen lange auf sich warten.

Die grosse Stille

Wer eine Gesprächskultur im Bett etabliert, kann mitteilen, was er sich wünscht. Deshalb gilt: Raus mit der Sprache, sonst bleibt nur noch Hellseherei.

Auf acht bis zehn Minuten schätzen Wissenschaftler die Zeit, die ein Paar pro Tag mit Reden verbringt, ohne nebenher etwas anderes zu tun. Diese knappe Zeit wird dann in aller Regel für Organisatorisches verwendet. Sex liegt auf der Liste der besprochenen Themen ganz weit hinten. Ein Umstand, der für guten Sex alles andere als förderlich ist.

INFO *Jedes vierte Paar gibt offen und unumwunden zu, nur ungern über Sex zu reden.*

Fragt man Männer und Frauen nach den Gründen für das grosse Schweigen, gibt die Hälfte der Personen an, aus Angst vor der Reaktion des Gegenübers nichts zu sagen. 38 Prozent der Befragten erklären, dass ihnen das Reden über Sex generell schwerfalle.

Der Preis des Schweigens

Die mangelnde Bereitschaft oder vielleicht auch die fehlende Fähigkeit, sich über Sex auszutauschen, kommt mit einem Preis. Nicht nur, dass mit dem Schweigen eine wichtige Quelle der Lust ungenutzt bleibt (siehe «Das erotische Gespräch», Seite 129). Beim Sex gilt auch: Nur wer sich mitteilt, kann seine Sexualität so gestalten, wie es ihm gefällt.

Ein befriedigendes Sexleben hat viel mit Selbstverantwortung zu tun. Lust und Befriedigung sind zu grossen Teilen auch eine Holschuld. Man sollte sich nicht blind auf den Partner verlassen, was die Erfüllung der eigenen Wünsche angeht.

Die Fähigkeit, über Sex zu reden und dies auch zu tun, ist zudem stark mit dem Ausmass an Selbstbestimmung in einer Beziehung verknüpft. Dieses wiederum wirkt sich auf die Qualität des Sexuallebens aus. Mit anderen Worten: Paare, die über Sex reden, sind glücklicher als solche, die es nicht tun.

Je länger die Beziehung dauert, desto eher nehmen die Hemmungen ab, dem Partner Bedürfnisse und Wünsche mitzuteilen. Dies ist mit ein Grund, weshalb die Qualität des Sex von Paaren mit zunehmender Beziehungsdauer oft als besser beurteilt wird. Bei Frauen ist die Selbstbestimmung sogar noch wichtiger, weil sie in direktem Zusammenhang mit der Orgasmusfähigkeit steht: Tatsache ist, dass Frauen, die sich mitteilen, eher zum Höhepunkt kommen also solche, die zu diesem Thema still bleiben.

Liebe, Hellseherei und sich ändernde Gelüste

«Wenn er mich wirklich liebt, dann weiss er auch, was ich mir im Bett wünsche» – dieser Trugschluss ist besonders bei Frauen verbreitet. Dabei ist die Sexualität von Frauen oft komplexer, weil sie stärker auf Atmosphäre und Stimmungen reagieren und weniger auf einfache optische Reize, wie das beim Mann der Fall ist. Frauen schreiben ihrem Partner hellseherische Fähigkeiten zu, wenn sie verlangen, dass er ihre Wünsche erkennen soll, «nur» weil er sie liebt. Über solche Gaben verfügen die wenigsten Männer (und Frauen!). Und wie soll eine auch noch so grosse Liebe veranlassen, dass Finger an die gewünschten Stellen eines Körpers wandern?

HINWEIS *Sex ohne jegliche Kommunikation ist, wie wenn Sie Ihrer Begleitung im Restaurant, ohne zu fragen, ein x-beliebiges Menü bestellen. Das mag ab und zu gut gehen, als permanente Strategie wird es aber zu Enttäuschungen führen.*

Eine weitere Illusion, der sich übrigens beide Geschlechter hingeben, ist die Idee, dass etwas, das im Bett einmal funktioniert hat, für alle Zeiten funktioniert. Eine Annahme, die an mehreren Ecken und Enden krankt: Zum einen verändern sich Menschen im Laufe ihres Lebens. Die wenigsten dürften heute noch dasselbe Gericht als ihre Leibspeise bezeichnen wie zu Teenagerzeiten. Und selbst wenn: Nicht einmal dann wird man zu jeder einzelnen Mahlzeit Lust auf das immer gleiche Menü haben. Denn, und das ist der zweite wichtige Aspekt, sexuelle Vorlieben können sich im Laufe der Zeit nicht nur grundsätzlich ändern, sie sind auch Stimmungen und aktuellen

Gegebenheiten unterworfen. Während gestern noch ein langes, zärtliches Liebesspiel das höchste der Gefühle war, ist es heute vielleicht ein Quickie über Mittag.

Bitte keine Flipchart-Präsentationen

Viele Menschen haben ganz einfach eine falsche Vorstellung davon, was es heisst, sich über Sex auszutauschen. Die Aufforderung «Wir müssen reden» wird in Beziehungen ja gemeinhin als mittlere Kriegserklärung erlebt. Über Sex zu reden, heisst aber nicht, dass man im Schlafzimmer ein Flipchart aufbauen muss, mit einer detaillierten Spielanalyse anfängt und gar Transferüberlegungen äussert.

Ein grosser Teil der Kommunikation passiert nicht nur verbal. Auch paraverbal, etwa durch Stöhnen, oder nonverbal, durch das Führen der Hand, werden Informationen ausgetauscht. Um den einen oder andern wohl- und liebevoll formulierten, aber dennoch konkreten Satz wird jedoch keiner herumkommen, der seine Sexualität nicht einfach dem Zufall überlassen will. Doch bevor Tipps folgen, die den Austausch über Sex leichtermachen, lohnt es sich, genauer hinzuschauen, weshalb vielen Männern und Frauen die Kommunikation im Bett derart schwerfällt.

Gründe für die grosse Scham

Die Sexualität ist ein Gebiet, in dem wir alle sehr verletzbar sind. Sie ist ein äusserst privater Teil des Lebens, in den nur sehr wenige andere Menschen je einen Einblick haben. Es ist kein Zufall, dass sich die Beziehung zweier Personen, die einmal Sex miteinander gehabt haben, meist nachhaltig verändert und nie mehr dieselbe sein wird. Ehrlicher, ungeschminkter Sex gehört, auch wenn wir vordergründig immer lockerer damit umgehen, zu den letzten grossen Tabus in unserer Gesellschaft.

Beim Sex kann man sich hinter nichts verstecken, man ist nackt, im buchstäblichen und im übertragenen Sinne. Viele Männer und Frauen fühlen sich nicht nur selber exponiert, sie sind sich – zum Glück – auch bewusst, dass ihr Gegenüber jetzt viel verletzlicher ist.

HINWEIS *Viele Leute sprechen das Thema Sex lieber erst gar nicht an – aus Angst, verletzt zu werden oder andere zu verletzen.*

Ein weiterer wichtiger Grund, weshalb Sex ein grosses Tabuthema bleibt: Vielen Leuten fehlt schlicht ein Vokabular, mit dem sie sich wohlfühlen und von dem sie überzeugt sind, dass das auch bei ihrem Gegenüber so ist. (Wie man dieses Vokabular findet und ausbaut, steht im Kasten unten.)

ÜBUNG: GEMEINSAM EIN VOKABULAR AUFBAUEN

Teil 1

Schreiben Sie sämtliche Namen und Bezeichnungen auf, die Ihnen für die weiblichen beziehungsweise männlichen Geschlechtsteile in den Sinn kommen. Listen Sie alles auf, vom medizinischen «Penis» über die niedliche «Muschi», dem nicht ganz ernst gemeinten «Torpedo» bis zur groben «Fotze». Klopfen Sie Ihre Erinnerung ab und lassen Sie Ihrer Fantasie freien Lauf.

Teil 2

Verwenden Sie die beiden Auflistungen als Basis für ein Gespräch mit Ihrem Partner. Tauschen Sie sich über folgende und ähnliche Fragen aus:

- Mit welchen Begriffen sind Sie gross geworden?
- Welche Begriffe finden Sie besonders schön?
- Welche Begriffe gefallen Ihnen überhaupt nicht?
- Mit welchen Begriffen fühlen Sie sich wohl?
- Mit welchen gar nicht?
- Würden Sie in verschiedenen Situationen verschiedene Begriffe verwenden?
  - Wenn ja: warum?
  - Und: welche wann?
  - Und: welche wann nicht?

Ziel der Übung ist einerseits, dass Sie gemeinsam ein Vokabular entwickeln, das für Sie beide stimmt. Die Fragen sollen Ihnen aber auch Startpunkte bieten, von denen aus Sie mehr über Ihr eigenes Sexualleben und dasjenige des Partners erfahren können. Denn die Art, wie wir reden, hat auch viel damit zu tun, wie wir denken und welche Einstellungen wir haben. Übrigens: Keine Bange, wenn Sie beim Besprechen dieser Übung ins Kichern kommen. Das Reden über Sex wird Ihnen mit zunehmender Übung leichter fallen. ■

Viele der Hemmungen, die das Reden über Sex schwierig machen, entstehen ganz einfach auch durch fehlende Übung. Kein Wunder: Für die meisten Menschen ist der Kreis an Personen, mit denen sie sich überhaupt über Sex austauschen möchten, sehr klein – zum Teil gehört nicht mal der eigene Partner dazu. An dieser Exklusivität ist – vom Ausschluss des Partners einmal abgesehen – auch gar nichts auszusetzen. Aber wo Gesprächspartner fehlen, fehlen auch die Möglichkeiten, zu üben. Und Übung ist beim Reden über Sex das A und O.

Der abgefahrene Gesprächszug

Besonders knifflig wird das Reden über Sex für Paare, die schon länger zusammen sind, aber Gespräche über Sex niemals in ihre Beziehung eingeführt haben. Denn je länger das Schweigen in einer Partnerschaft schon dauert, desto grösser sind meist die Hemmungen, es zu durchbrechen. Regelrecht fatal ist diese Stille, wenn sich zwischen den Partnern Missverständnisse etabliert haben. Wenn beispielsweise der eine überzeugt davon ist, mit einer ganz bestimmten Sache dem anderen einen riesigen Gefallen zu tun, der andere dies aber leider gar nicht so erlebt. Da ist die Angst, den Partner mit einer Aussprache zu verletzen, verständlich und wohl auch berechtigt.

Es gilt: Je früher und selbstverständlicher ein Paar eine Sprache und eine Möglichkeit der Kommunikation über sein Sexualleben findet, desto besser. Dabei geht es längst nicht nur um Problem- und Klärungsgespräche. Im Austausch über Sex liegt ganz einfach auch ein grosses Lustpotenzial: So manche heisse Liebesnacht hat mit einem gehauchten Versprechen begonnen – und auch das ist nichts anderes als Reden über Sex.

So redet man am besten über Sex

Eine gelungene Kommunikation zum Thema Sex steht und fällt mit dem verfügbaren Wortschatz. Beide Partner sollen sich mit den verwendeten Begriffen wohlfühlen, und zwar sowohl, was das Aussprechen als auch das Anhören angeht.

Oft ist eine dürftige Auswahl an Wörtern nur die Spitze des Problemeisberges. Manche Leute kennen vielleicht eine ganze Vielzahl an Begriffen, sie scheitern aber an deren angemessener Verwendung. So kann die Frage

«Möchtest du, dass ich dir Oralverkehr gebe?» trotz des für die meisten doch verheissungsvollen Inhaltes zu einem radikalen Lustkiller werden. Und eine «Möse» muss, wenn die Rahmenbedingungen entsprechend sind, nicht zwingend die Beleidigung sein, die sie unter anderen Umständen wäre.

Lieber nicht: Sprachliche Tabus

Verbote oder Regeln, welche Begriffe nicht benutzt werden sollen, sind kaum zu beachten, solange die Verwendung der Ausdrücke für beide Partner o.k. ist. Zwei kleine Ausnahmen gibt es allerdings:

- **Vorsicht beim allzu generellen «da unten».** «Da unten» kann so ziemlich alles unterhalb des Kinns bedeuten. Mit derart unspezifischen Ausdrücken tut man sich und seinem Partner keinen Gefallen, weil schlicht unklar ist, was genau gemeint ist.
- **Vorsicht vor abwertenden Begriffen.** Damit sind nicht primär grobe, allenfalls pornografische Wörter wie «Futz» gemeint; solange der Rahmen stimmt und beide Partner auf die Verwendung vorbereitet sind, geht das in Ordnung. Leider gibt es aber gerade für die weiblichen Geschlechtsteile eine ganze Reihe von Begriffen, hinter denen eine verächtliche Haltung steckt, beispielsweise «Loch» oder «s zweite Füdli» – und diese Art der Abwertung geht gar nicht.

Den richtigen Zeitpunkt finden

«Findest du mich eigentlich sympathisch?» Wer so eine Frage mitten beim Sex stellt, hat entweder ein miserables Gefühl für Timing oder eine grosse Portion Humor. Nun hat Sex mit Lust zu tun und Lust mit lustig. So gesehen hat die schräge und übrigens wahre Anekdote durchaus Charme. Sie beweist aber auch, dass es geschicktere und weniger geschickte Momente fürs Reden über Sex gibt. Wie aber findet man den richtigen?

Selbstverständlich darf, wenn es den Beteiligten gefällt, auch gerne während des Sex geredet werden. Immerhin kann Reden über Sex ja an sich eine sehr reizvolle und lustvolle Angelegenheit sein (siehe «Das erotische Gespräch», Seite 129). Schön und nüchtern betrachtet auch sinnvoll ist eine Kommunikation während des Geschlechtsverkehrs aber auf jeden Fall. Wie sonst soll der Partner wissen, dass das, was er gerade tut, «richtig» ist?

HINWEIS *Es gibt viele Formen der Kommunikation. Ein Seufzer oder ein lustvolles Stöhnen kann mehr sagen als tausend Worte.*

Für die meisten Paare dürfte es ein Lustkiller sein, wenn während des Sex ein nüchtern-informativer Kommandoton herrscht. Aber offene Sinne, die nicht nur für die eigenen Bedürfnisse, sondern auch für die Zeichen des Partners empfänglich sind, sind wichtig. Ausserdem machen sie die nicht gerade stilvolle «Wie war ich?»-Frage nach dem Akt überflüssig. Denn hier gilt die Devise: Wer am Ende fragen muss, ob er gut war, zielt nicht nur übermässig auf die Befriedigung egoistischer Bedürfnisse. Die Chance ist auch gross, dass er so einiges verpasst hat.

Grundsatzdiskussionen lieber nicht beim Sex

Sogar klärende Gespräche können einen lustvollen Anteil haben. Gerade das gemeinsame Entdecken von Wünschen und Fantasien ist sehr reizvoll. Umso besser, wenn sich aus diesem Austausch gleich die spontane Umsetzung der neuen Ideen ergibt.

Grundsatz- und Problemdiskussionen werden aber mit Vorteil nicht im Bett geführt. Zwar ist es richtig und wichtig, Dinge anzusprechen, die einem nicht gefallen. Aber noch viel entscheidender ist es, dem Partner dabei zu helfen, das Bemängelte besser zu machen, indem man konkret erklärt und auch aktiv zeigt, was man gern anders haben möchte.

TIPP *Das Wichtigste beim Thema «Reden über Sex» ist, dass Sie es tun. Machen Sie Sex zu einem Thema in Ihrem Leben. Reden über Sex kann nicht nur Lust machen. Oft ist es auch einfach nötig, um Ihre sexuellen Wünsche Realität werden zu lassen.*

Das erotische Gespräch

Dirty Talk ist nicht das Gleiche wie über Sex reden. Er kann das Sahnehäubchen auf dem i von an sich schon schönem Sex sein oder aller Laster Anfang – im positivsten Sinne.

Dirty Talk – oder vornehmer ausgedrückt: das erotische Gespräch – fällt vielen Leuten leichter als ein ernsthafter Dialog über Sex. Dirty Talk ist eine Spielerei, eine Form des Flirtens und Verführens. Viele Männer und Frauen lassen in diesem Moment quasi den inneren Draufgänger reden. Ziel der Sache ist, etwas plump gesagt, den anderen rumzukriegen.

Für etwa die Hälfte aller Männer und Frauen gehört Dirty Talk zum sexuellen Repertoire, auf das sie gelegentlich und mit Genuss zurückgreifen. Erotische Gespräche dieser Art fallen vielen Leuten deshalb leichter, weil man sich dabei bis zu einem gewissen Grad hinter einer Maske verstecken kann. Man schlüpft in eine Rolle, und das Gesagte fällt weniger auf die Person zurück als beim offenen, ehrlichen Gespräch zum Thema Sex.

Mut braucht die Sache trotzdem, und viele Paare würden zwar gern «schmutzige Fantasien» teilen, wissen aber nicht recht, wie.

TIPP *Dirty Talk zu lernen, lohnt sich: Das erotische Gespräch ist ein hervorragendes Mittel, um eine bestimmte Stimmung zu schaffen und die Atmosphäre zu pflegen, die für Sex wichtig ist.*

So klappt es mit dem Dirty Talk

Eine wichtige Grundregel ist: Nicht alles, was «dirty», also schmutzig ist, eignet sich auch als Dirty Talk. Zwar kann Versautes durchaus Spass machen, es ist als Grundsatz aber noch kein Garant für ein gelungenes erotisches Gespräch.

Der Satz «Ich würde mich freuen, dich näher kennenzulernen» kann, richtig ausgesprochen und im passenden Moment, absolute Verführungskraft haben. In einer anderen Situation funktioniert «Machs mir!» vielleicht wesentlich besser.

DAVON LEBT DIRTY TALK		
Inhalt	Was wird erzählt?	«Sobald wir zu Hause ankommen, werde ich dir die Kleider vom Leib reissen und mit dir anstellen, was ich will.»
Präsentation	Wie wird es erzählt?	Flüsternd, mit einer sexy Stimme, verführerisch, verschwörerisch…
Rahmen	In welchem Moment und in welcher Umgebung wird es erzählt?	Unerwartet, während eines «harmlosen» Lunches? In inspirierender Umgebung, z.B. in einer Ausstellung mit erotischer Kunst? In einer romantischen Situation?

Rahmen spielen immer wieder neu zusammen und müssen auf die involvierten Personen abgestimmt sein. Was für den einen erotisch ist, ist für die andere vielleicht einfach nur lächerlich. Auf jeden Fall aber gilt: Dirty Talk hat viel mit Übung, aber auch mit Kreativität zu tun.

HINWEIS *Ist Dirty Talk für ein Paar etwas Neues, kann es Sinn machen, das Vorhaben anzukünden und dem Partner mitzuteilen, dass man diesbezüglich ein bisschen experimentieren möchte. Das gibt beiden die Möglichkeit, in eine Rolle zu schlüpfen und etwas freier nach Lust und Laune zu testen, was gefällt.*

Diese Dinge sollten Einsteiger beachten:

- Beim Dirty Talk ist es wichtig, dass Wörter verwendet werden, mit denen sich beide wohlfühlen. Die Übung von Seite 125 hilft dabei.
- **Sanft einsteigen:** Starten Sie mit einem Kompliment. Was gefällt Ihnen besonders gut an Ihrer Partnerin? Gibt es etwas, was Sie beim Sex besonders geniessen? Komplimente sind wahre Eisbrecher. Ebenfalls gut als Einstiegsübung: Fragen stellen («Hast du es gern, wenn ich dir über den Rücken streichle?») oder kommentieren, was man gerade tut oder erlebt («Es törnt mich an, wenn du (…) machst»).
- **Die Szenerie variieren:** Die meisten Paare fühlen sich am wohlsten, wenn sie erste Gehversuche mit dem erotischen Gespräch in der Sicherheit und Privatsphäre des eigenen Schlafzimmers machen. Versuchen

Sie dann aber, den Rahmen zu variieren. Es kann sehr erotisch sein, in der Öffentlichkeit dem Partner etwas Sinnliches ins Ohr zu flüstern, das nur er mitbekommt.

- **Sich Inspirationen holen:** Erotische Literatur ist eine hervorragende Quelle für Ideen. Eine erotische Geschichte vorzulesen, baut zudem die Hemmungen ab, sich zu diesem Thema auszutauschen. Vielen fällt es leichter, zunächst einen bereits fertigen Text vorzutragen und zu teilen – dann fällt die Angst weg, dass man den Einstieg nicht findet.
- **Verschiedene Kanäle nutzen:** Telefon, SMS, E-Mail und auch der gute alte handgeschriebene Brief sind hervorragende Träger für erotische Botschaften.

Am allerwichtigsten ist: Üben, üben, üben!

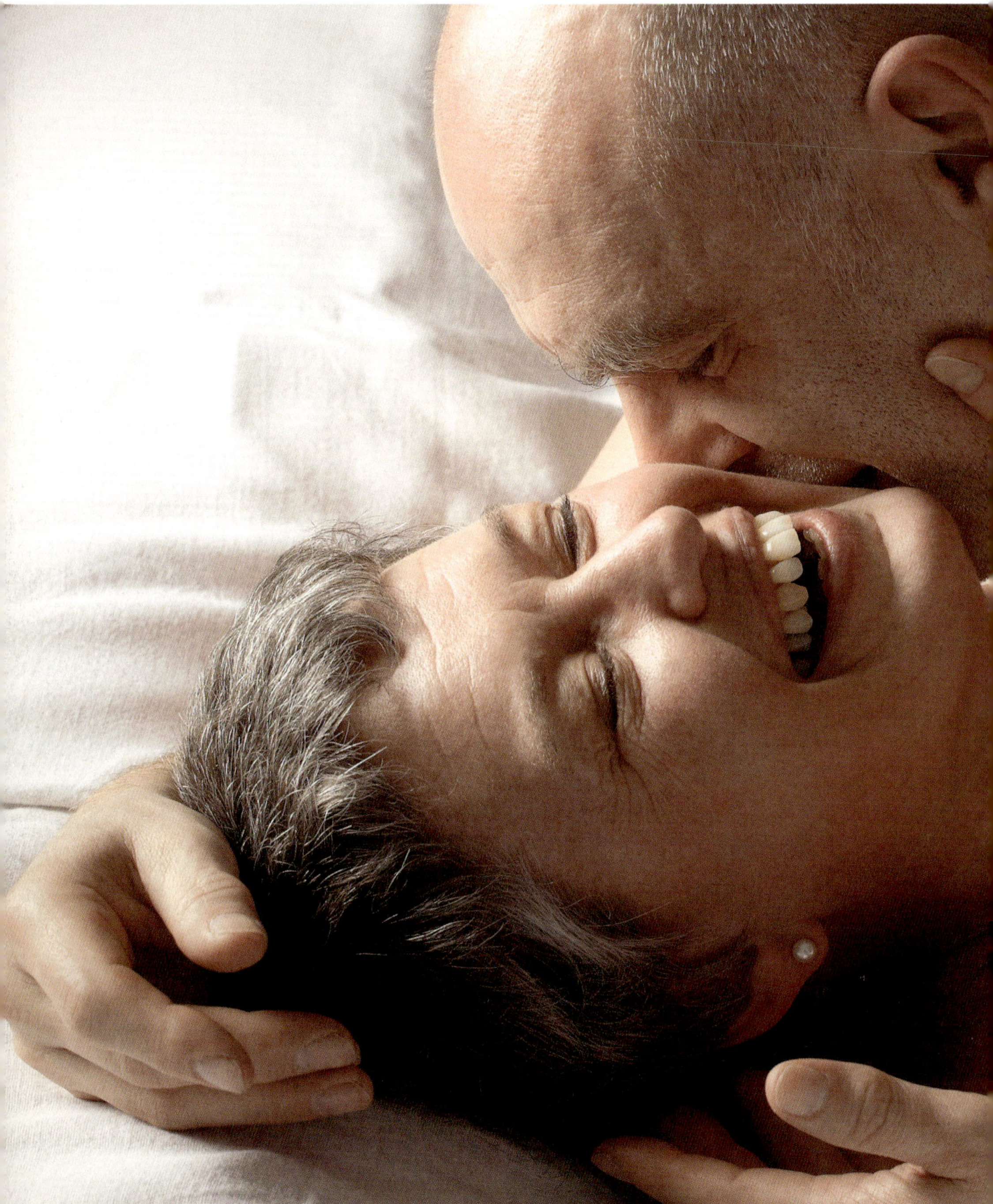

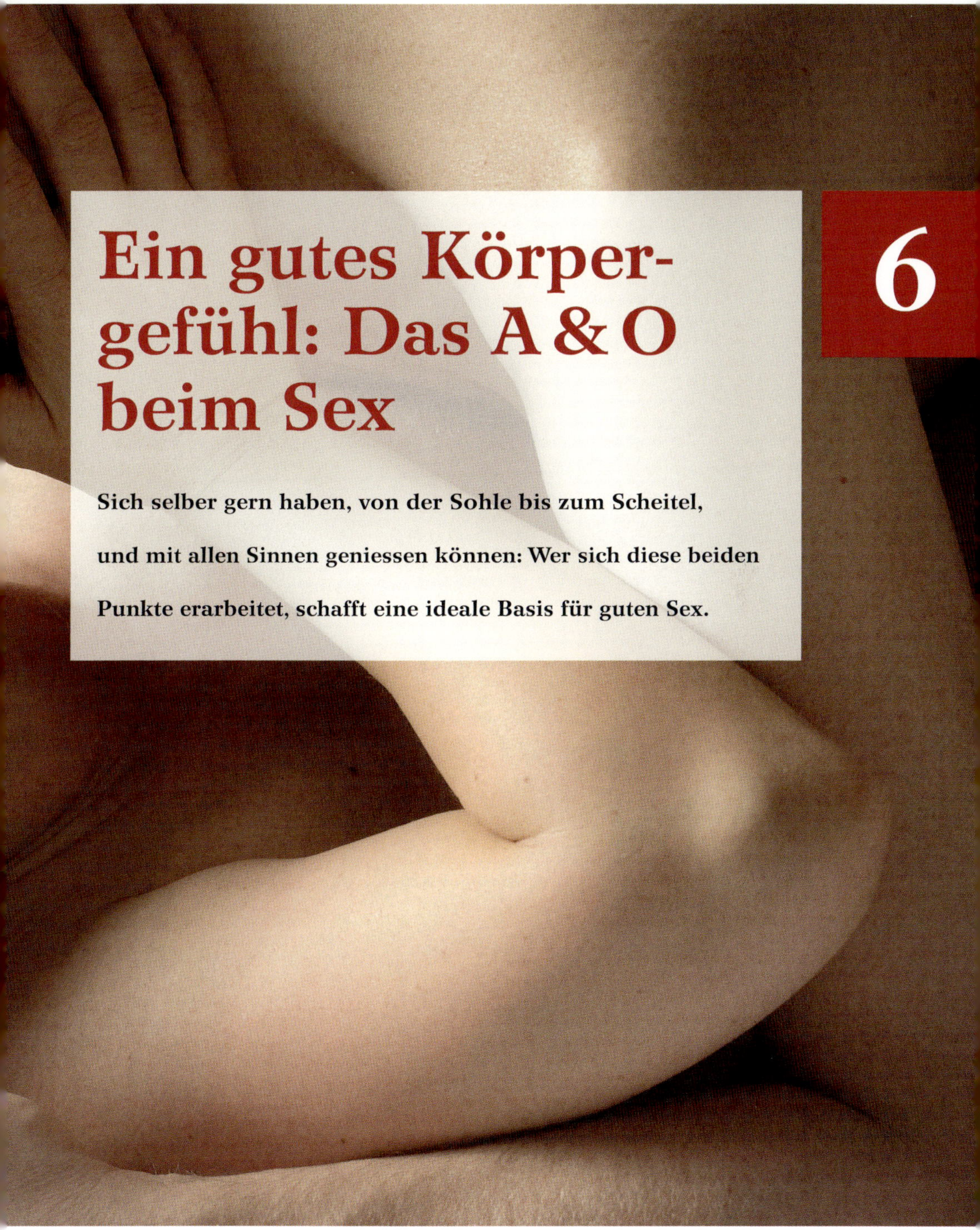

6

Ein gutes Körpergefühl: Das A & O beim Sex

Sich selber gern haben, von der Sohle bis zum Scheitel, und mit allen Sinnen geniessen können: Wer sich diese beiden Punkte erarbeitet, schafft eine ideale Basis für guten Sex.

Sex mit allen Sinnen geniessen

Wer lustvollen Sex will, muss einen lustvollen Zugang zum eigenen Körper finden. Und dazu sollte man ihn fühlen, verwenden und mit allen Sinnen auskosten.

Guter Sex ist etwas Ganzheitliches. Er umfasst Körper und Geist und berührt uns über alle unsere Sinne. Leidenschaftlich, liebevoll, scheu, egoistisch, kraftvoll, witzig, geniesserisch, aufmerksam, mutig – so wie eine Person ihr Leben lebt, so lebt sie meist auch ihre Sexualität. Natürlich hat die Persönlichkeit jedes Menschen viele Facetten. In den verschiedenen Bereichen des Lebens, sei es nun im Büro, in der Küche, im Umgang mit Freunden oder Fremden, treten immer wieder andere Seiten hervor, aber es scheinen doch die gleichen tragenden Merkmale durch.

HINWEIS *Sex mag ein eigenes Kapitel im Leben einer Person sein, aber er ist trotzdem ein Teil ihrer Biografie.*

Ob im Beruf oder in der Freizeit – viele Menschen erleben eine Tendenz weg vom Körperlichen und damit auch weg vom Ganzheitlichen, vom Zusammenspiel zwischen Körper und Geist. Zwar suchen manche Menschen aktiv den Ausgleich und streben mit Sport, Meditation oder dem Gang in die Natur eine bessere Balance an. Diese Dinge helfen auf dem Weg zu einem besseren Körpergefühl, und sie sind Balsam für die Sexualität. Meist bleiben sie jedoch Inseln in einem kopflastigen und durch viele gesellschaftliche Forderungen zugepflasterten Alltag.

Sex und Körperlichkeit

Es gibt durchaus reizvolle Wege, «ohne Körper» Sex zu haben. Immerhin haben Telefon, Videochat oder SMS vielen Menschen schon erfolgreich geholfen, grössere und kleinere Durststrecken erträglicher zu machen, weil physischer Kontakt, aus welchen Gründen auch immer, nicht möglich war. Aber selbst virtueller Sex passiert nicht ohne Körperlichkeit. Lust, die im

Kopf angefangen hat, löst im Körper massive Veränderungen aus, die wiederum Einfluss auf die Erregung haben. Und wenn die Lust gross genug ist, legt man selber Hand an und sorgt für die gewünschte Stimulation.

INFO *Vom «blossen Denken» kann man nicht zum Orgasmus kommen. Es braucht eine manuelle Stimulation. Es gibt jedoch eine neurologische Störung, bei der Personen unwillkürlich und ohne Einwirkung Orgasmen erleben. Die Störung wird von den Betroffenen alles andere als lustvoll erlebt und ist eine grosse Belastung.*

Sex ist etwas Natürliches, Körperliches; er hat einen Geruch, einen Geschmack, eine Geräuschkulisse. Aber viele dieser Dinge sind im Laufe der Zeit (mindestens teilweise) zu Störfaktoren geworden. Wehe, es gibt einen Flecken auf dem Leintuch. Wehe, beim Stellungswechsel ertönt ein unerwünschtes Geräusch. Wenn Sex überhaupt noch «schmutzig» sein darf, dann höchstens im übertragenen Sinne. Das Problem ist, dass der Sex mit dem Ausschalten dieser Sinneserlebnisse zensiert wird. Dabei sind sich die meisten Leute einig, dass guter Sex genau das eben nicht ist: gehemmt und in Schranken gewiesen.

Nun heisst das nicht, dass man an jeder körperlichen Nebenerscheinung von Sex Freude haben muss. Aber es gilt, sie zuzulassen, zu akzeptieren und eventuell auch wieder einmal ganz bewusst zu entdecken. Vielleicht ist es ja genau dieses verschwitzte T-Shirt, das man unbedingt loswerden will, das der Partnerin oder dem Partner Lust auf mehr macht.

Sex-Appeal fängt im Kopf an

Sex-Appeal ist kein Privileg der Reichen und Schönen. Wie spannend und attraktiv wir auf andere wirken, bestimmen wir weitgehend selbst. Und zwar mit einer positiven Einstellung uns selber gegenüber.

Für ein gutes Körpergefühl braucht es weder äusserliche noch innerliche Perfektion. Sprich: Man muss nicht jeden letzten Winkel des eigenen Kör pers grossartig finden und ob dessen Anblicks in Verzückung geraten. Entscheidend ist vielmehr ein wohlwollender Umgang mit sich selbst – und zwar, was Körperliches wie auch Geistiges angeht. Denn sich in allen Facetten selber akzeptieren zu können, schenkt einem die Freiheit, beim Sex mutig, lustvoll und gelassen zu geniessen und zu experimentieren. Und dies ist das Beste, was man seiner eigenen Sexualität überhaupt schenken kann.

Fehler sind schnell gefunden

Den meisten Menschen fällt es erschreckend leicht, an sich Mängel zu entdecken. Wo die Aufmerksamkeit auch hinfällt, ist die Reaktion schnell: zu viel, zu wenig oder schlicht «falsch». Der innere Kritiker deckt innen wie aussen Schwachpunkte auf und zerrt Unzulänglichkeiten in den Fokus.

Viele beissen sich die Zähne aus an der Aufgabe, die eigenen Stärken und Vorzüge zu finden und zu zeigen – und dann erst noch Frieden mit den eigenen Schwachpunkten zu schliessen. Dabei hilft ein liebevoller Umgang mit sich selbst längst nicht nur beim Sex, wenn wir im wahrsten Sinne des Wortes entblösst sind, sondern ganz generell im Leben.

HINWEIS *Ein gutes Körpergefühl kommt nicht von allein – und auch nicht von heute auf morgen.*

Zufrieden mit sich selber: ein lebenslanger Prozess

Ein gutes Körpergefühl und Zufriedenheit mit sich selber lassen sich nicht über Nacht anknipsen. Beides muss man sich in einem lebenslangen Prozess erarbeiten – zum Teil vielleicht mit grossen Mühen. In jeder Altersphase schlummern wieder andere Fallstricke: Während es für Teenager schwieriger ist, sich von Ansprüchen und Ideen der Altersgenossen abzugrenzen, wartet in späteren Jahren die Herausforderung, sich mit den Zeichen des Alters abzufinden oder sogar anzufreunden. So gehört zu einem positiven Körpergefühl auch die Fähigkeit, zu akzeptieren, dass man sich an manchen Tagen oder in bestimmten Lebensphasen halt etwas weniger gefällt – ohne gleich ein Drama daraus zu machen.

Sich selber gern zu haben, innen und aussen, ist keine leichte Aufgabe. Selbstakzeptanz ist das Ziel am Ende einer individuellen und vielleicht auch langen Reise. Doch jeder Schritt auf diesem Weg lohnt sich. Die besten Begleiter sind Wohlwollen und Gelassenheit, und manchmal helfen auch ganz einfach die Zeit und das Alter. Viele Männer und Frauen, die auf ihrem Lebensweg schon etwas länger unterwegs sind, werden bestätigen: Beim Blick zurück kann man selber oft gar nicht mehr verstehen, warum man früher so hart zu sich war.

INFO *Mehrere Übungen für ein besseres Körpergefühl finden Sie ab Seite 145.*

Was ist sexy?

Sex-Appeal, also die erotische Anziehungskraft einer Person, hängt bei weitem nicht nur von der äusserlichen Attraktivität ab. Auf die Frage, welche Merkmale jemanden für sie anziehend machen, haben Männer und Frauen in grossen Untersuchungen am häufigsten folgende Attribute genannt:

- grosses Selbstbewusstsein
- gutes Körpergefühl
- Humor
- Kommunikationsfähigkeit

Das sind nicht nur alles Dinge, die wenig mit Äusserlichkeiten zu tun haben. Es sind auch Fähigkeiten oder Charaktereigenschaften, die in vielen Bereichen des Lebens wichtig, kostbar und geschätzt sind. Wer also etwas für seine erotische Ausstrahlung tun möchte, sollte weit über den Bettrand und die Unterwäscheschublade hinausdenken. Sich wohlfühlen, im Alltag die eigenen Stärken leben und geniessen, zu sich selber stehen – das sind alles Dinge, die sich positiv auf die eigene Attraktivität auswirken, auch wenn sie vielleicht auf den ersten Blick rein gar nichts mit Sex zu tun haben. Wer sich dagegen darauf fixiert, Sex-Appeal allein durch Äusserlichkeiten aufzubauen, setzt aufs falsche Pferd.

Das soll nun nicht heissen, dass Optisches gar keine Rolle spielt. Das wäre naiv und auch nicht ganz ehrlich. Aber Attraktivität ist eben weit mehr als nur eine schöne Hülle. Und was diese Hülle angeht: Was schön ist, ist viel breiter, fantasievoller und liebevoller als das Ideal, an dem wir uns selber oft messen.

Eine gesunde Einstellung zum Körper finden

Die Entwicklung eines positiven Körpergefühls passiert auf zwei Ebenen: einerseits über den Körper, andererseits – und viel mehr noch – über die Einstellung. Auf der Körperebene ist es wichtig, seinen Körper zu spüren, zu erleben und auch zu pflegen. Auf der Kopfebene ist es wichtig, einen genauen Blick auf die Mechanismen zu werfen, welche die Einstellung zum eigenen Körper prägen, und sich darüber klar zu werden, welche gesellschaftlichen Einflüsse eine Rolle spielen.

Selbstzerfleischung – reine Frauensache?

Was das Äussere angeht, scheint der weibliche Realismus einen gehörigen blinden Fleck zu haben. Während die meisten Menschen problemlos akzeptieren können, dass sie nie zu den schnellsten Läufern der Welt gehören werden und die 100 Meter niemals unter 10 Sekunden laufen können, haben viele Frauen mehr oder weniger bewusst den Anspruch verinnerlicht, mit den schönsten Menschen dieser Welt mithalten zu müssen.

Aber was ist denn genau der Unterschied zwischen dem Weltmeister im Sprint und der Schönheitsikone? Keiner. Beide gehören zu den Besten ihres Fachs (mindestens, wenn die Spielregeln korrekt angewandt werden), beide sind Profis, und beide sind vermutlich mit einer herausragenden Menge Talent gestartet. Wieso die Eigenschaften der Schönheitsikone plötzlich zur unausgesprochenen Messlatte werden, während der Sprinter ein Ausnahmeereignis bleibt, ist ein Kuriosum, das sich kaum erklären lässt.

Die Welt der Bilder

Bei der ganzen Vergleichsgeschichte kommt erschwerend hinzu, dass heute kräftig in die digitale Trickkiste gegriffen wird und Makel (oder auch nur Unregelmässigkeiten) sofort wegretouchiert werden. Ein Eingriff, der von der Gesellschaft bei der Schönheitsikone akzeptiert wird – auch wenn sich mittlerweile die meisten Betrachter und Betrachterinnen bewusst sind, dass hier geschwindelt wird. Würden dagegen beim Sprinter einfach ein, zwei Sekunden vom Resultat wegretouchiert – die Entrüstung wäre gross. Visuelles Doping aber scheint dazuzugehören.

Schliesslich geht auch viel zu oft vergessen, dass hinter der präsentierten Makellosigkeit ein grosses Geschäft steckt. Ein Beispiel: Rund 90 Prozent aller Frauen haben irgendwo am Körper mehr oder weniger starke Cellulite.

Die durch Bindegewebsschwäche verursachten Dellen sind also rein statistisch gesehen kein Makel, sondern schlicht Normalität. Schafft es die Werbung aber, den Frauen weiszumachen, das es sich bei der Cellulite um einen Makel handelt, der korrigiert werden soll und kann, generiert sie einen Kundinnenstamm von Millionen von Frauen weltweit.

HINWEIS *Ein positives Körpergefühl haben heisst, mit sich selber zufrieden zu sein und sich mit allen guten und weniger guten Eigenschaften zu akzeptieren.*

Man weiss aus Studien, dass Frauen, die mit ihrem Körper zufrieden sind, Attraktivität im Leben als generell weniger wichtig bewerten, sexuell aktiver sind und eine höhere Orgasmusfähigkeit aufweisen als Frauen, die mit ihrem Körper nicht zufrieden sind. Dabei spielte es keine Rolle, wie attraktiv die Frauen jeweils objektiv bewertet wurden; entscheidend war allein ihre Einstellung zu sich selber. Es gibt also einen klaren Zusammenhang zwischen «sich o.k. finden» und sexueller Zufriedenheit.

Und die Männer?

Das alles heisst nun nicht, dass für Männer die Selbstakzeptanz weniger wichtig wäre. Ihnen gelingt es ganz einfach besser, einen wohlwollenden Zugang zu sich selber zu finden. Leider sind die Männer jedoch auf einer unrühmlichen Aufholjagd, was Selbstkritik und das Verfolgen unrealistischer Ideale angeht. Die Geschlechter gleichen sich in dieser Hinsicht langsam an. Noch profitieren die Männer davon, dass die Idee, wie ein schöner Mann auszusehen hat, vielseitiger und wohlwollender ist, aber das berühmte Sixpack ist dabei, sich von der Ausnahmeerscheinung immer mehr zum vorgegaukelten Standard zu entwickeln. Das Rennen in Richtung unrealistisches Ideal ist also auch bei den Männern eröffnet, und immer mehr lassen sich für diesen Wettbewerb einspannen.

Liebe dich selbst, dann lieben dich andere

Sich selber und seinen Körper gernzuhaben, ist ein lebenslanger Prozess. Er fällt aber an manchen Tagen definitiv einfacher als an anderen. Wichtig ist, dass man dranbleibt und mit sich selber nicht zu streng ist.

Dieses Kapitel enthält verschiedene Übungen, die helfen, ein besseres Körpergefühl aufzubauen. Einige davon sind bewegungs- und körperbetont, andere erfordern eher Denkarbeit. Eine ganz wichtige Basis ist das Pflegen und Aufbauen einer realistischen, erreichbaren körperlichen Fitness. Dieses Thema wird hier deshalb zuerst und etwas ausführlicher besprochen.

Sex ist meist eine körperbetonte Aktivität. Er braucht ein gewisses Mindestmass an Kraft und Ausdauer. Wer zu seinem Körper Sorge trägt, ihn trainiert und pflegt, steigert seine Leistungsfähigkeit – nicht nur beim Sport, sondern auch im Bett. Das heisst natürlich nicht, dass Sex zu einer Turnübung werden soll und seine Qualität daran gemessen wird, wie sehr man im Nachhinein aus der Puste ist. Aber über eine (altersgerechte!) körperliche Fitness zu verfügen, schenkt einem die Freiheit, im Bett das zu tun, worauf man Lust hat, und es so lange zu tun, wie man Lust hat. Und diese Freiheit ist sehr kostbar.

Warum ein bisschen Fitness hilfreich ist

Eine umfassende Pflege des Körpers betrifft ganz unterschiedliche Bereiche: Bewegung, gesunde Ernährung, den massvollen Umgang mit Stoffen wie Nikotin oder Alkohol und auch ganz einfach einen liebevollen Umgang mit dem Körper. Das heisst auch, ihm bei Müdigkeit Ruhe zu gönnen, Genussvolles wie beispielsweise eine Massage in den Alltag zu integrieren oder am Morgen im Badezimmer mal nicht die immer gleiche, kurze Routine durchzuziehen, sondern sich für den Tag so richtig hübsch zu machen.

HINWEIS *In der Beziehung zum eigenen Körper gilt, was in jeder Beziehung gilt: Jede Investition wirkt sich positiv auf die Partnerschaft aus.*

Bewegung spielt bei der Pflege des eigenen Körpers eine wichtige Rolle. Sie wirkt sich positiv auf den Stoffwechsel aus, auf den Hormonhaushalt, die Drüsenfunktionen, die Beweglichkeit, das Herz-Kreislauf-System und die Verdauung; sie fördert ab einer gewissen Intensität die Kraft und stärkt das Immunsystem.

Selbstverständlich muss man kein Spitzenathlet sein, um ein erfülltes Sexualleben zu haben. Aber Bewegung ist ein hervorragendes Mittel, um den eigenen Körper und seine Reaktionen zu spüren – und, wenn man möchte, Grenzen zu entdecken.

Sport und Bewegung können im Fitnesscenter passieren, müssen aber nicht. Wichtig ist, dass man eine Art der Bewegung findet, die einem gefällt, die von der Herausforderung her altersgerecht ist und die man auch regelmässig durchführen mag. Das kann ein zügiger Spaziergang an der frischen Luft sein oder eine Velofahrt zur Arbeit oder zum Einkauf.

HINWEIS *Bewegung soll keine lästige Pflicht sein, sondern eine geschätzte Gelegenheit, den eigenen Körper in Aktion zu erleben.*

Die Sexualität in Schwung halten

«Sexuelles Training» kann man auch im wortwörtlichen Sinn verstehen. Aus Studien mit älteren Paaren weiss man: Wer in jungen Jahren ein erfülltes Sexleben geniesst, steigert damit die Wahrscheinlichkeit, auch im hohen Alter ein befriedigendes Sexualleben zu haben. Denn die Sexualität ist wie ein Muskel: Wenn er nicht gebraucht und trainiert wird, verkümmert er. Das betrifft einerseits die rein körperlichen Abläufe (Fähigkeit zu einer Erektion, Feuchtwerden der Scheide), aber auch die im Kopf ablaufenden Erregungsmechanismen.

Das heisst nicht, dass man jeden Tag Sex haben muss (ausser natürlich, beide möchten das). Jedes Paar muss selber zu der Häufigkeit finden, die für beide Partner stimmt. Es geht einzig darum, dass man die Sexualität in der Beziehung nicht aufs Abstellgleis rollen lässt. Denn ist man diesbezüglich erst eingerostet, ist es viel schwieriger, für neuen Schwung zu sorgen, als wenn man die Sexualität nie wirklich hat einschlafen lassen.

Selbstsicherheit steigern, Körpergefühl verbessern

Die Übungen in diesem Kapitel sind in zwei Kategorien unterteilt: Die ersten Übungen zielen darauf ab, die Selbstsicherheit zu erhöhen, im zweiten Teil werden Übungen vorgestellt, die für ein besseres Körpergefühl sorgen und einem helfen, gernzuhaben, was man hat.

ÜBUNGEN FÜR MEHR SELBSTSICHERHEIT

Die folgenden Übungen helfen, mehr Selbstsicherheit aufzubauen.

Übung 1: Sich selber schätzen

Ein wichtiger Teil beim Aufbauen von mehr Selbstsicherheit liegt im Aufdecken der eigenen Stärken. Stärken hat jede Person – und zwar in Hülle und Fülle. Ziel der Übung ist, sich an die eigenen positiven Eigenschaften zu erinnern, neue zu entdecken und sie sich immer wieder vor Augen zu führen – gerade an Tagen, an denen man sich nicht wie Superman oder Superwoman fühlt.

Anleitung: Nehmen Sie ein Blatt Papier und einen Stift. Listen Sie 30 positive Eigenschaften und Dinge auf, die Sie gut können. Hören Sie nicht auf, bevor Sie mindestens 30 Qualitäten und Stärken gefunden haben. Vielleicht kommt es Ihnen am Anfang schwierig vor, 30 Punkte zu finden, aber geben Sie nicht auf. Ihnen kommen mehr als 30 Punkte in den Sinn? Umso besser.

Hier ein paar Beispiele zur Orientierung:

1) Ich kann gut zuhören.
2) Ich bin kreativ.
3) Ich backe die besten Brownies.
4) …

Haben Sie mindestens 30 Stärken gefunden? Hängen Sie die Liste an einem Ort auf, wo Sie sie möglichst oft sehen. Beobachten Sie, wie Sie reagieren, wenn Sie immer wieder mit Ihren Stärken konfrontiert werden.

Variante: Beide Partner zählen zusätzlich Stärken für den jeweils anderen auf.

Übung 2: Den inneren Kritiker zum Schweigen bringen

Praktisch alle Menschen kennen ihn: den inneren Kritiker. Er weist zuverlässig und unaufgefordert auf jeden Fehltritt hin und mäkelt in den unpassendsten Situationen an einem herum. Die Stimme kann je nach Lebenssituation und Verfassung lauter oder leiser sein. Diesen inneren Kritiker zum Schweigen zu bringen, ist ein ganz wichtiger Schritt auf dem Weg zu einem besseren Selbstwert, weil der Kritiker die positive Einstellung zu einem selbst unterhöhlt und sabotiert.

Anleitung: Besorgen Sie sich ein Heft oder Tagebuch, in dem Sie die Beobachtungen der nächsten Tage und Wochen festhalten können. Machen Sie sich mindestens einmal am Tag, oder besser noch: spontan mehrmals täglich, Notizen zu folgenden beiden Punkten:

- Inhalt:
  - Was sagt mir mein innerer Kritiker?
  - Was bemängelt er an mir?
- Zeitpunkt:
  - Wann meldet er sich am häufigsten?
  - Welche Situationen rufen ihn auf den Plan?

Viele Leute befürchten, dass sie den negativen Kommentaren ihres inneren Kritikers erst recht Gewicht geben, wenn sie anfangen, genau hinzuhören.

Aber das Protokollieren des «Was?» und «Wann?» ist wichtig. Erst wenn jemand ganz genau sagen kann, welche Inhalte Thema sind und welche Mechanismen hinter der eigenen Abwertung stecken, lassen sie sich auch bekämpfen. Allein dadurch, dass die Inhalte durch das Aufschreiben greifbarer werden, zeigt sich, wie absurd sie sind.

Analysieren Sie nach ein paar Tagen oder Wochen Ihre Notizen mithilfe der folgenden Fragen:

- Stimmt das überhaupt, was mir dieser Kritiker da vorwirft?
- Wenn es stimmt:
  - Ist mir dieser Punkt in meinem Leben oder an meiner Person wichtig?
  - Wenn ja: Gibt es etwas, was ich daran ändern kann?
  - Möchte ich diese Änderung auch wirklich durchziehen?

Ein Beispiel:

«Jedes Mal, wenn ich vor einem Spiegel stehe, sagt mir mein innerer Kritiker, was für einen dicken Hintern ich habe.»

- Stimmt das überhaupt? Ist mein Hintern wirklich so dick? Habe ich nicht vielleicht unrealistische Erwartungen an mich?
- Wenn ich untenrum vielleicht tatsächlich etwas fülliger bin:
  - Ist es so wichtig für mein Leben, dass ich einen kleineren Po habe?
  - Ginge es mir besser, wenn ich anders aussehen würde?
  - Kann ich vielleicht mehr Sport treiben, um die Sache in den Griff zu bekommen?
  - Ist es mir die Zeit und die Energie wert, die ich dafür investieren muss?

Versuchen Sie, wenn Sie Ihren inneren Kritiker erst einmal durchschaut haben, sofort eine positive Gegenstimme einzuführen und zu kontern:

- «Ich mag zwar schusselig sein, ich bin dafür aber kreativ.»
- «Quatsch, mein Hintern ist gar nicht so gross!»
- «O.k., ich habe einen Fehler gemacht. Aber jeder macht mal Fehler.»

Wichtig: Lassen Sie nicht zu, dass Ihr Kritiker Ihre Wahrnehmung und Ihr Handeln diktiert.

Übung 3: Sich der Welt öffnen

Offenheit und eine positive Haltung sind ganz wichtig für ein gesundes Selbstwertgefühl. Diese Übung mag Ihnen zunächst etwas aussergewöhnlich vorkommen, sie fördert aber zuverlässig die Selbstsicherheit. Ziel der Übung ist, dass Sie sich wohlfühlen damit, aus der Masse herauszustechen, und dass Sie das anfängliche Unbehagen aushalten können, etwas zu tun, was auf andere vielleicht sonderbar wirkt. Die Übung hilft dabei, zur eigenen Einzigartigkeit und zu den eigenen Entscheidungen zu stehen.

Anleitung: Gehen Sie raus in den öffentlichen Raum. Bleiben Sie stehen, schliessen Sie die Augen, legen Sie Ihren Kopf zurück und breiten Sie die Arme aus.

Diese Übung ist umso schwieriger, je mehr Leute anwesend sind. Sie können den Schwierigkeitsgrad langsam steigern, indem Sie die Übung zuerst abseits ausprobieren, vielleicht bei einem Waldspaziergang oder sonst an einem Ort ohne Publikum. Es kann auch hilfreich sein, eine vertraute Person in der Nähe zu haben. Steigern Sie langsam die Schwierigkeit, indem Sie die Übung an belebteren Orten ausführen und schliesslich auch ohne die Rückendeckung einer Begleitung.

Diese Übung braucht Mut. Das Gefühl, sie geschafft zu haben, wird Sie aber belohnen. ■

ÜBUNGEN FÜR EIN BESSERES KÖRPERGEFÜHL

Die folgenden Übungen helfen, ein besseres Körpergefühl zu entwickeln und sich mit sich selber zu versöhnen.

Übung 1: Sich mit der eigenen Nacktheit wohlfühlen

Der Umgang mit Scham und der eigenen Nacktheit fällt nicht allen Menschen gleich leicht. Doch die Hemmungen abzulegen und sich nackt wohlzufühlen, ist ganz wichtig für eine erfüllte Sexualität.

Anleitung: Bereiten Sie als Erstes Ihre Wohnung vor. Schliessen Sie Vorhänge oder Jalousien, um sich vor neugierigen Blicken zu schützen. Das Ziel der Übung ist, sich in einem intimen Rahmen ohne Hemmungen nackt bewegen zu können. Es geht um die Konfrontation mit sich selber und nicht darum, vielleicht gesehen und «erwischt» zu werden.

Ziehen Sie sich komplett nackt aus, wenn Sie erst einmal für Privatsphäre gesorgt haben. Gehen Sie so durch die Wohnung, und entdecken Sie in diesem vielleicht ungewohnten Zustand einen an sich bekannten Lebensbereich. Wenn Sie sich dabei wohlfühlen, verweilen Sie nackt bei einer Tätigkeit, lesen Sie beispielsweise ein Buch oder schauen Sie ein bisschen fern – so lange, bis Sie vergessen, dass Sie nackt sind und sich mit sich und Ihrem Körper völlig wohlfühlen.

Einstiegshilfe 1: Starten Sie mit kleinen Schritten, wenn Ihnen die Übung schwerfällt. Gehen Sie beispielsweise zuerst einfach nackt vom Badezimmer zum Schlafzimmer, und erweitern Sie Ihren Bewegungsradius in mehreren Übungsschritten. Wichtig ist jedoch, dass Sie schon in dieser ersten Übungsphase komplett nackt sind.

Einstiegshilfe 2: Falls Sie sich nackt gar nicht wohlfühlen, versuchen Sie als ersten Übungsschritt, nackt zu schlafen. Schlüpfen Sie in Ihren gewohnten Bettkleidern unter die Decke, und ziehen Sie nach und nach immer mehr Kleider aus, bis Sie nach ein paar Nächten komplett nackt schlafen können. Bauen Sie anschliessend die Übung zuerst mit der Einstiegshilfe 1 und danach in der klassischen Version aus.

Übung 2: Die eigene Schönheit entdecken

Vielen Menschen fällt es erschreckend leicht, am eigenen Körper zielbewusst zahlreiche Schwächen und Mängel aufzuzählen. Geht es aber um die Stärken und die eigene Schönheit, sind viele schnell ratlos. Bei dieser Übung geht es darum, die eigenen Vorzüge aufzudecken und zu sammeln.

Anleitung: Nehmen Sie Schreibzeug und ein Blatt Papier. Diese Übung braucht Zeit und Ruhe. Sorgen Sie dafür, dass Sie nicht gestört werden und dass kein Termin drängt. Stellen Sie sich nackt vor einen möglichst grossen Spiegel. Listen Sie mithilfe der folgenden Fragen 30 Körperstellen auf, die Ihnen an sich selber gefallen. Fragen Sie sich:

- Welche Körperstellen finde ich schön?
- Welche Körperstellen passen zu mir?
- Welche Körperstellen machen mich einzigartig?

Beziehen Sie ganz bewusst Ihren Genitalbereich mit ein – und Körperstellen, die Sie vielleicht spontan eher als Problemzonen betrachtet hätten. Sie mögen Ihren Bauch nicht? Vielleicht mögen Sie Ihren Nabel, oder Sie haben in dieser Region ein Muttermal, das Ihnen gefällt. Gesucht sind nicht (nur) Körperstellen, die Sie vor Verzückung aus dem Häuschen bringen, sondern Dinge, die Sie mögen oder mit denen Sie vielleicht auch einfach Frieden geschlossen haben. Das können ganz kleine Dinge sein wie die Form Ihres Ohrläppchens, die Farbsprenkel in Ihren Augen oder ein Grübchen, das entsteht, wenn Sie lächeln.

Tipp: Seien Sie konkret und genau beim Benennen der Körperstellen («Die zarte Haut im Innern meiner Armbeugen»). Schreiben Sie allgemeine Dinge auf («Mein Arm»), gehen Ihnen vermutlich schnell die Körperstellen aus.

Aufgepasst: Es braucht Geduld und Kreativität, um die Liste komplett zu füllen. Hören Sie nicht auf, bevor Sie 30 Stellen gefunden haben! Hängen Sie die Liste an einem Ort auf, wo Sie sie immer wieder sehen, und beobachten Sie, was die Konfrontation mit Ihren Vorzügen bei Ihnen auslöst.

Variante: Paare können die Listen ergänzend auch gegenseitig erstellen.

Übung 3: Realitätscheck

Die meisten Personen sehen im Alltag selten echte nackte Menschen. Durch die Medien bekommen wir gleichzeitig ein völlig falsches Bild davon vermittelt, wie eine durchschnittliche (nackte) Frau und ein durchschnittlicher (nackter) Mann aussehen. Entsprechend fixieren sich viele auf ein völlig unrealistisches Ideal. Das Ziel dieser Übung ist, überhöhte Ansprüche aufzudecken und sich vor Augen zu führen, wie «echte», «normale» Menschen aussehen.

Anleitung: Besuchen Sie eine Sauna, und überprüfen Sie kritisch Ihre Ideen davon, was schön, was normal und was durchschnittlich ist. Ganz wichtig: Vergleichen Sie sich unbedingt mit Personen aus der gleichen Altersgruppe und wenn möglich auch mit einem ähnlichen Hintergrund. Eine Frau, die bereits eines oder mehrere Kinder geboren hat, sieht anders aus als eine Frau, die noch nie ein Kind geboren hat.

Überprüfen Sie kritisch, ob das, was Sie an sich selbst vielleicht als unzulänglich oder sogar hässlich empfinden, nicht einfach nur normal ist.

Übung 4: Die eigenen Genitalien erforschen

Diese Übung richtet sich primär an Frauen, sie kann aber natürlich von beiden Geschlechtern durchgeführt werden. Männer haben, auch aufgrund ihrer Anatomie, einen viel selbstverständlicheren Zugang zu ihren Geschlechtsteilen. Während der Penis sichtbar und leicht zugänglich ist, ist die Vagina versteckter. Frauen können ihre Vagina nur mit einem Spiegel als Hilfsmittel betrachten – etwas, was eine erschreckend grosse Zahl von Frauen noch nie gemacht hat. Dabei ist es für eine gelungene Sexualität wichtig, mit dem eigenen Körper vertraut zu sein.

Anleitung: Besorgen Sie sich einen Handspiegel und ziehen Sie sich an einen bequemen Ort zurück. Nehmen Sie sich Zeit und sorgen Sie dafür, dass Sie nicht gestört werden. Betrachten Sie in Ruhe und im Detail Ihre Genitalien, und beschreiben Sie neutral und wertfrei für sich, was Sie sehen. Ertasten Sie auch, was Sie sehen, und lassen Sie das Gefühlte in Ihre Beschreibung einfliessen.

Wenn Ihnen die Übung schwerfällt, können Sie zuerst nochmals die Begriffe aus dem Anatomiekapitel betrachten (Seite 25) oder sich von folgenden Fragen inspirieren lassen:

- Was sehen Sie als Erstes, wenn Sie mit dem Spiegel Ihre Vulva betrachten?
- Wie unterscheiden sich die einzelnen Zonen?
- Fühlen Sie sich unterschiedlich an?
- Was sehen Sie, wenn Sie Ihre äusseren Schamlippen spreizen?
- Wie fühlt sich Ihr Scheideneingang an? Kühl? Warm? Nass? Trocken? Glitschig?

Versuchen Sie, sich langsam auf diese Entdeckungsreise einzulassen. Ganz wichtig: Bleiben Sie neutral. Vielen Frauen fällt es schwer, ihre Vulva als etwas Schönes, Positives zu betrachten. Unterdrücken Sie Bewertungen und negative Assoziationen sofort! Sie haben in dieser Übung keinen Platz. ■

Baustelle Körper: Styling und Body Tuning

Die einen stehen auf «au naturel», die andern legen auf dem Weg zum schönen Äusseren lieber Hand an. Weil heute immer mehr machbar ist, stellt sich bald die Frage: Wie viel Veränderung am Körper passt zu mir?

Menschen haben seit Urzeiten das Bedürfnis, ihren Körper zu verändern und zu verschönern. Das Schönheitsideal, das die Vorlage dafür liefert, hat sich nicht nur im Laufe der Zeit stets verändert, es war auch von Kultur zu Kultur immer anders – und ist es heute noch. Während beispielsweise im Westen gebräunte Haut signalisiert, dass man die Zeit und das Geld hat, in die Ferien zu fahren und nichts zu tun, ist sonnengebräunte Haut in vielen asiatischen Ländern ein Zeichen der Unterschicht, die ihr Geld draussen auf dem Feld bei der Arbeit in der prallen Sonne verdienen muss. Was wir also als schön empfinden, ist zu grossen Teilen individuell und kulturbedingt.

Ebenfalls sehr unterschiedlich ist die Auffassung darüber, welche (kosmetischen) Veränderungen zur Schönheit beitragen und wie einschneidend sie sein dürfen. Was für den einen ein normaler Pflegeaufwand und vielleicht ein sinnliches Ritual auf dem Weg zur Zufriedenheit mit sich selber darstellt, wäre für den andern eine sinnlose Plackerei.

HINWEIS *Grundsätzlich ist es wichtig, das eigene Schönheitsideal immer mal wieder kritisch zu durchleuchten. Woher kommt mein Ideal? Warum gefällt mir, wenn ich etwas verändere, der Urzustand nicht? Für wen mache ich diese Veränderung? Ein ganz wichtiger Punkt ist, dass Veränderungen nicht aus einem Druck heraus passieren.*

Körperhaare und deren Entfernung

Enthaart oder nicht enthaart – beides kann als politisches Bekenntnis ausgelegt werden, beides kann einfach nur Geschmackssache sein. Medizinisch gesehen braucht der Mensch kaum Körperbehaarung. Sie ist ein evolutionsbiologisches Relikt aus einer Zeit, als auch der Mensch ein wärmendes Fell nötig hatte.

Männer und Frauen, die sich dafür entscheiden, ihre Haare im Intimbereich zu trimmen oder zu entfernen, tun das aus verschiedenen Gründen. Die einen mögen die Art, wie sich Berührungen auf rasierter Haut anfühlen, andere finden, dass ihre Geschlechtsteile so besser zur Geltung kommen, wieder andere haben so mehr Spass beim Oralsex. Diejenigen, die gezielt auf ein Entfernen verzichten, möchten vielleicht in diesem privaten Bereich bewusst nichts antasten, oder es ist schlicht und einfach kein Thema oder Bedürfnis, im Intimbereich kosmetisch etwas zu verändern. Und schliesslich gibt es zwischen «kahl» und «100% naturbelassen» noch unendlich viele Zwischenstationen, die alle Geschmacks- oder Überzeugungssache sein können.

HINWEIS *Entscheidend ist allein, wie man sich selber wohlfühlt und attraktiv findet. Und das gilt für beide Geschlechter.*

Methoden zur Haarentfernung

- **Trimmen.** Batteriebetriebene Haartrimmer gibt es heute für wenig Geld beim Grossverteiler. Wer regelmässig trimmt, leistet sich vielleicht ein luxuriöseres Modell. Ein nettes Extra ist, wenn das Modell wassertauglich ist und auch in der Dusche verwendet werden kann.

- **Rasieren.** Diese Methode ist schnell, einfach und günstig. Mit modernen Rasierern ist die Verletzungsgefahr bei sorgfältiger Anwendung zudem gering. Als grösster Nachteil der Methode muss die kurze Haltbarkeit genannt werden: Nach ein bis drei Tagen müssen die meisten nachrasieren. Je nach Haar- und Hautbeschaffenheit können trotz frischer Klinge und anschliessender Desinfektion Pusteln und eingewachsene Haare auftreten. Ein regelmässiges, sanftes Peeling in den Tagen nach dem Rasieren kann helfen, manchmal kommt man um eine alternative Haarentfernungsmethode nicht herum.
- **Enthaarungscreme.** Bei der Haarentfernung mittels spezieller Cremen wird der über der Haut liegende Haarteil durch chemische Stoffe aufgelöst und abgetrennt. Da Enthaarungscremen allergische Reaktionen auslösen können, sollte man unbedingt die Packungsbeilage und die Einwirkzeiten beachten. Wegen der eingeschränkten Verträglichkeit eignen sich diese Produkte weniger für die Haarentfernung im Intimbereich.
- **Epilieren.** Zur Epilation gehören alle Verfahren, bei denen die Haare nicht geschnitten, sondern ausgezupft werden. Der Vorteil dieser Methoden ist, dass das Resultat länger hält (3 bis 6 Wochen). Dafür ist die Epilation oft aufwendig und muss, je nach Methode, von einem Profi durchgeführt werden, was sich wiederum bei den Kosten bemerkbar macht.
  Enthaaren mit Epiliergerät: Auch Schamhaare können mit dem Epiliergerät entfernt werden. Die Methode ist allerdings schmerzhaft. Bei empfindlichen und weniger straffen Hautbereichen wie beispielsweise den äusseren Schamlippen oder dem Hodensack ist ausserdem die Verletzungsgefahr relativ gross. Eine Haarentfernung mit dem Epiliergerät ist hier nicht zu empfehlen.
  Waxing, Sugaring: Wachsen und das aus dem arabischen Raum stammende Sugaring gehören für viele zu den Haarentfernungsmethoden der Wahl. Das Wachs beziehungsweise die Zuckerpaste wird auf die Haut aufgetragen und mit einem Stoffstreifen bedeckt, der mit einem Ruck wieder entfernt wird, sodass die Haare ausgerissen werden. Je nach Präparat ist auch ein Abziehen ohne Stoffstreifen möglich.
  Wird die Methode regelmässig angewendet, ist das Enthaaren mit der Zeit weniger schmerzhaft. Beide Techniken eignen sich gut für den Intimbereich, dort aber allenfalls eher mithilfe eines Profis.
- **Laser/IPL.** Beim Laser und IPL (Intense-Pulse-Light) werden die Haare nach dem Prinzip der selektiven Fotothermolyse mittels Licht entfernt.

Dabei wird das dunkle Pigment im Haar und in der Haarwurzel von der Lichtenergie stark erhitzt und zerstört, während das umliegende hellere Gewebe geschont wird. Damit die Methode funktioniert, braucht es also einen gewissen Kontrast zwischen Haar und Haut; ideal ist möglichst dunkles Haar auf möglichst heller Haut.

Mittlerweile gibt es Geräte für den Heimgebrauch, sie sind aber weniger potent als Laser- und IPL-Geräte von Dermatologen oder Kosmetikerinnen mit entsprechender Ausbildung. Da diese Geräte erst seit kurzer Zeit auf dem Markt sind, mahnen manche Ärzte zur Vorsicht, weil bei Langzeitgebrauch oder unsachgemässer Anwendung eventuell Risiken bestehen.

Die Haarwurzeln reagieren am empfindlichsten, wenn sie sich in der Wachstumsphase befinden. Weil dies nie bei allen Haaren gleichzeitig der Fall ist, sind mehrere Sitzungen nötig. Je nach Körperregion und zu behandelnder Fläche kann eine Sitzung mehrere Hundert Franken kosten.

Die Resultate von Haarentfernungen durch Laser oder IPL dürfen von den Anbietern als permanent angepriesen werden, es besteht jedoch keine Garantie, dass an der entsprechenden Stelle lebenslang gar keine Haare mehr wachsen. Eine deutliche, endgültige Reduktion ist bei der Durchführung durch einen Profi aber garantiert.

Laser und IPL eignen sich für Personen, die sich eine anhaltende Haarentfernung wünschen, und besonders auch für solche, die andere Methoden schlecht vertragen und mit starken Hautreizungen (Pickelchen) und eingewachsenen Haaren reagieren.

Enthaarung: Wie sag ichs meinem Partner?

Nicht alle Paare können davon profitieren, dass sie sich automatisch und ohne Diskussion einig sind, mit wie vielen oder wenigen Haaren im Intimbereich das Gegenüber am attraktivsten wirkt. Es bleibt ihnen also nichts anderes übrig, als ihre Wünsche zu äussern und sich zu einigen, falls ihre Vorstellungen auseinandergehen.

Nun kann man sich durchaus fragen, ob der Partner überhaupt ein Mitspracherecht hat, wenn es um die Intimbehaarung des jeweils anderen geht. Die Antwort lautet: zu einem gewissen Teil ja. So wie es einem Partner nicht egal sein muss, wenn sich der andere völlig gehen lässt, sei es nun, was Gewicht, Kleidung oder sonst ein Merkmal angeht, so darf auch zu einem gewissen Grad mitbestimmt und mitdiskutiert werden, wie dieser Körperbereich gestaltet wird. Immerhin haben diese Dinge Einfluss auf die Partnerschaft, die Intimbehaarung auch auf die Sexualität.

HINWEIS *Schön, wenn sich ein Paar in der Frage der Behaarung einigen kann. Wenn nicht, gilt: Jeder darf über die Pflege und die Gestaltung seines Körpers selber entscheiden, muss aber mit den Reaktionen des Partners leben können.*

Bei der Diskussion zum Thema Intimbehaarung gelten folgende Tipps:

- Äussern Sie Ihre Wünsche, aber stellen Sie keine unverrückbaren Forderungen.
- Seien Sie konkret: Welche Art der Veränderung wünschen Sie sich? Es macht einen grossen Unterschied, ob der Partner die Intimbehaarung einfach nur trimmen, stellenweise entfernen oder komplett wegmachen soll.
- Versuchen Sie zu formulieren, warum Sie sich die Veränderung wünschen. Wünschen Sie sich Abwechslung und sind Sie einfach nur neugierig? Mögen Sie das Gefühl von glatter Haut an dieser Stelle? Könnten Sie beispielsweise Oralsex mehr geniessen, wenn die Intimfrisur anders aussehen würde?
- Falls Ihr Partner von Ihnen eine Veränderung wünscht, die Sie ablehnen: Versuchen Sie zu erklären, warum Sie nicht auf seinen Vorschlag eingehen möchten. Haben Sie Angst, dass Ihnen das Endresultat nicht gefällt? Sind Sie unsicher, wie Sie die Haare überhaupt entfernen sollen? Haben Sie den entsprechenden Look bereits einmal ausprobiert und sich damit unwohl gefühlt? Scheuen Sie die Blicke und Reaktionen, beispielsweise in der Umkleidekabine Ihres Sportclubs oder in der Sauna?

Für beide Seiten gilt: Argumente bringen Sie weiter und sind ein Gebot der Fairness, im Gegensatz zu einem «Nein» oder diffusen Forderungen. Das Ziel ist ein Kompromiss, mit dem sich beide wohlfühlen. Im Zweifelsfall gilt: Experimentieren lohnt sich. Immerhin sind es nur Haare – und Haare wachsen nach.

Tattoos und Piercings

Tätowierungen sind wieder vermehrt in Mode. An einem Tattoo ist nichts Sexuelles an sich, für viele ist der Schmuck aber ein wichtiger Ausdruck des Körpergefühls. Ein Tattoo umgibt zudem ein Touch des Verbotenen und eventuell auch Intimen. Gerade junge Frauen wünschen sich häufig eine permanente Zierde in der Nähe des Intimbereichs, beispielsweise an der Leiste.

Tattoos

Bevor man sich ein Tattoo stechen lässt, sollte man sich folgende Dinge überlegen – und zwar unabhängig davon, welche Stelle man gern verziert hätte:

- Ein Tattoo trägt man ein Leben lang. Die Sache will also gut überlegt sein, vorzugsweise jahrelang. Es ist niemals zu spät für ein Tattoo, wenn man es wirklich will – aber oft zu früh.
- Ein Tattoo sollte niemals spontan gestochen werden. Als Faustregel gilt: Je länger die Wartezeit für einen Termin, desto besser der Tätowierer. Hat jemand sofort und viel Zeit, ist das oft kein sehr gutes Zeichen.
- Eine ausgiebige Recherche im Internet klärt erste Fragen, und man findet Informationen über Stile und Qualität von Tätowierern.
- Ein seriöser Tätowierer und seine Mitarbeiter nehmen sich viel Zeit, Fragen zu klären, sei es zur Entstehung des Tattoos, zur einwandfreien Hygiene im Studio oder zur Pflege einer Tätowierung – gleich nach dem Stechen und für den Rest des Lebens.
- Tätowieren ist kein günstiger Spass. Dumpingpreise (besonders bei Tätowierern im Ausland) sollten Sie misstrauisch machen.
- Wer auch nur mit dem Gedanken spielt, sich im Zweifelsfall ein Tattoo später wieder weglasern zu lassen, sollte lieber gleich die Finger davon lassen. Eine Entfernung durch Laser ist nicht in jedem Falle möglich, dafür teuer. Ausserdem besteht das Risiko einer Narbenbildung.

Piercings

Anders als beim Tätowieren, wo um die Geschlechtsteile in der Regel ein mehr oder weniger grosszügiger Bogen gemacht wird, gibt es beim Piercing eine ganze Reihe von Varianten für den Intimbereich. Das Durchstossen und Schmücken der Geschlechtsteile hat bei Urvölkern Tradition. Viele, aber nicht alle Intimpiercings gehören zu den anspruchsvollsten und auch umstrittensten Arbeiten, die ein Piercer überhaupt ausführen kann. Längst nicht jeder Piercer sticht jedes Intimpiercing, da einige Varianten grosse Erfahrung brauchen, gleichzeitig aber nicht sehr oft gefragt sind.

Wer sich ein Piercing wünscht, sollte ähnliche Punkte beachten wie vor einer Tätowierung:

- Ein Piercing will gut überlegt sein. Jedes Piercing birgt ein gewisses Risiko, Nerven oder anderes Gewebe wie Schwellkörper können nachhaltig geschädigt werden. Entfernt man das Teil später, bleibt eine Narbe.
- Ein gutes Piercingstudio bietet eine makellose Hygiene und eine ausführliche Beratung zu Themen wie Materialien, Risiken, Wundversorgung und Heilungsdauer.
- Ein Piercer sollte genau das Piercing, das man sich wünscht, schon viele Male gestochen haben.
- Überlegen Sie gut, wie der aktuelle oder ein zukünftiger Partner auf ein Intimpiercing reagiert. Metall an intimen Stellen ist längst nicht jedermanns Sache.

«Ich bin stolz auf mein Intimpiercing. Für mich symbolisiert es, dass ich meine Vulva gernhabe und sie schön finde. Früher war mir diese Körperstelle egal, heute schmücke ich sie. Ich habe dieses Piercing nur für mich stechen lassen.» *Lea, 28, kaufmännische Angestellte, trägt ein Piercing durch ihre Klitoris-Vorhaut*

Chirurgische Eingriffe

Mit der Zeit haben sich nicht nur die Ansichten darüber verändert, was schön ist, auch die Möglichkeiten für Modifikationen sind vielfältiger geworden. Heute können Eingriffe und Veränderungen am Körper vorgenommen werden, von denen man vor ein, zwei Generationen nicht zu träumen wagte. Seit einigen Jahren umfasst das Wirkungsfeld der plastischen Chirurgie zunehmend auch den Intimbereich.

Es gibt heute eine Vielzahl chirurgischer Eingriffe, die an den männlichen und weiblichen Geschlechtsteilen durchgeführt werden können. Einige haben funktionalen Charakter, weil sie medizinische Probleme beheben oder für sich in Anspruch nehmen, das Gefühl beim Sex zu verbessern, andere haben rein ästhetische Ziele. Zu den möglichen Eingriffen beim Mann gehören beispielsweise die Penisverlängerung, die Penisverdickung oder auch die Eichelverdickung. Bei den Frauen zunehmend im Gespräch sind die Rekonstruktion des Jungfernhäutchens, Vagina-Verengungen, G-Punkt-Unterspritzungen oder das sogenannte Vulva-Design, bei dem die äusseren und/oder inneren Schamlippen «hübscher» gestaltet werden. Für die wenigsten dieser Eingriffe gibt es jeweils eine echte medizinische Indikation, also eine nachgewiesene Notwendigkeit für die Gesundheit.

Operationen am Penis

Es ist die Gretchenfrage der Sexualität: Kommt es jetzt auf die Grösse an oder nicht? Für die Männer spielt die Grösse des Penis beim Lustempfinden keine übergeordnete Rolle. Natürlich ist ein echter Vergleich nicht möglich, aber einfach gesagt fühlt sich ein grosser Penis vermutlich für seinen Besitzer nicht besser an, als es ein kleiner Penis für seinen Besitzer tut. Dagegen kann die Idee, einer (potenziellen) Partnerin sei ein Penis zu klein, die Lust empfindlich dämpfen. Die meisten Frauen berichten, dass sie – bis zu einem gewissen Mass – ein grosses Glied beim Sex durchaus geniessen, die manuelle Stimulation durch den Partner aber für das Lustempfinden allgemein und in Bezug auf ihren Orgasmus viel entscheidender sei. Mit anderen Worten: lieber ein Mann mit einem kleinen Penis und geschickten Fingern als einer mit einem grossen Penis, der mit seinen Händen nicht umzugehen weiss.

INFO *Die Zahl der Männer, deren Sexualleben allein durch die kleinere Grösse ihres Geschlechtes empfindlich eingeschränkt ist, ist äusserst klein. Wer wirklich das Gefühl hat, zu kurz gekommen zu sein, sollte sich bei mehreren Spezialisten informieren.*

Die Vulva nach Mass und Mode

Die weiblichen Geschlechtsorgane und ihre Ästhetik sind in den letzten Jahren stark in den Fokus geraten – wortwörtlich. Das liegt einerseits daran, dass Pornografie zugänglicher und somit der Blick auf die Geschlechtsteile leichter geworden ist. Mit ein Grund dafür, dass es für Vulven mittlerweile ein Schönheitsideal gibt, ist der Trend zu weniger (oder gar keiner) Intimbehaarung. Im Zuge dieser optischen Offenlegung des weiblichen Intimbereichs sind Angebot und Nachfrage nach kosmetischen Eingriffen gewachsen.

Nicht immer ist eine operative Korrektur der Schamlippen ästhetisch motiviert. Sie kann beispielsweise dann nötig sein, wenn die inneren Schamlippen derart vergrössert sind, dass durch die Reibung beim Sport oder nur schon beim Gehen Reizungen oder Entzündungen und somit Schmerzen entstehen. In aller Regel steckt aber hinter dem Anpreisen solcher Eingriffe der Wunsch, künstlich Bedürfnisse und somit einen Markt zu schaffen, mit dem sich Geld verdienen lässt. Ärzte und Kliniken, die solche Eingriffe anbieten, locken mit dem Versprechen eines besseren Körpergefühles, konkret auch nach einer Schwangerschaft – und schlicht mit besserem Sex.

Wie also entscheidet man über den Sinn und Unsinn kosmetischer Eingriffe im Intimbereich? Vorsichtig sollte man dann sein, wenn ein Eingriff als der alleinige und sofortige Weg zu einer erfüllten Sexualität und einem erfüllten Leben angepriesen wird. Folgende Fragen sollte man sich stellen, wenn man mit dem Gedanken spielt, sich die Vulva formen oder die Scheide verengen zu lassen:

- Wieso wünsche ich mir diesen Eingriff?
  Wenn es um ästhetische Überlegungen geht: Woher weiss ich, wie eine Vulva aussehen soll – oder eben nicht? Was ist mein Massstab dafür, ob eine Vulva schön ist oder nicht?
- Gibt es keinen anderen Weg, mein Ziel zu erreichen? Kann ich beispielsweise meine Schamhaare anders trimmen, damit mir meine Vulva besser gefällt? Im Falle einer Scheidenverengung: Habe ich diszipliniert und ausreichend lange Übungen zur Stärkung des Beckenbodens durchgeführt (siehe Seite 57)?
- Was wird sich in meinem Leben verändern, wenn ich diesen Eingriff machen lasse?

Alarmzeichen sind hier Überlegungen, dass die Veränderungen das Finden eines Partners erleichtern oder mehr Aufmerksamkeit durch den aktuellen Partner bringen. Auch Überlegungen wie «Wenn meine Vulva anders wäre, wären alle meine Probleme gelöst» sind kritisch zu hinterfragen.

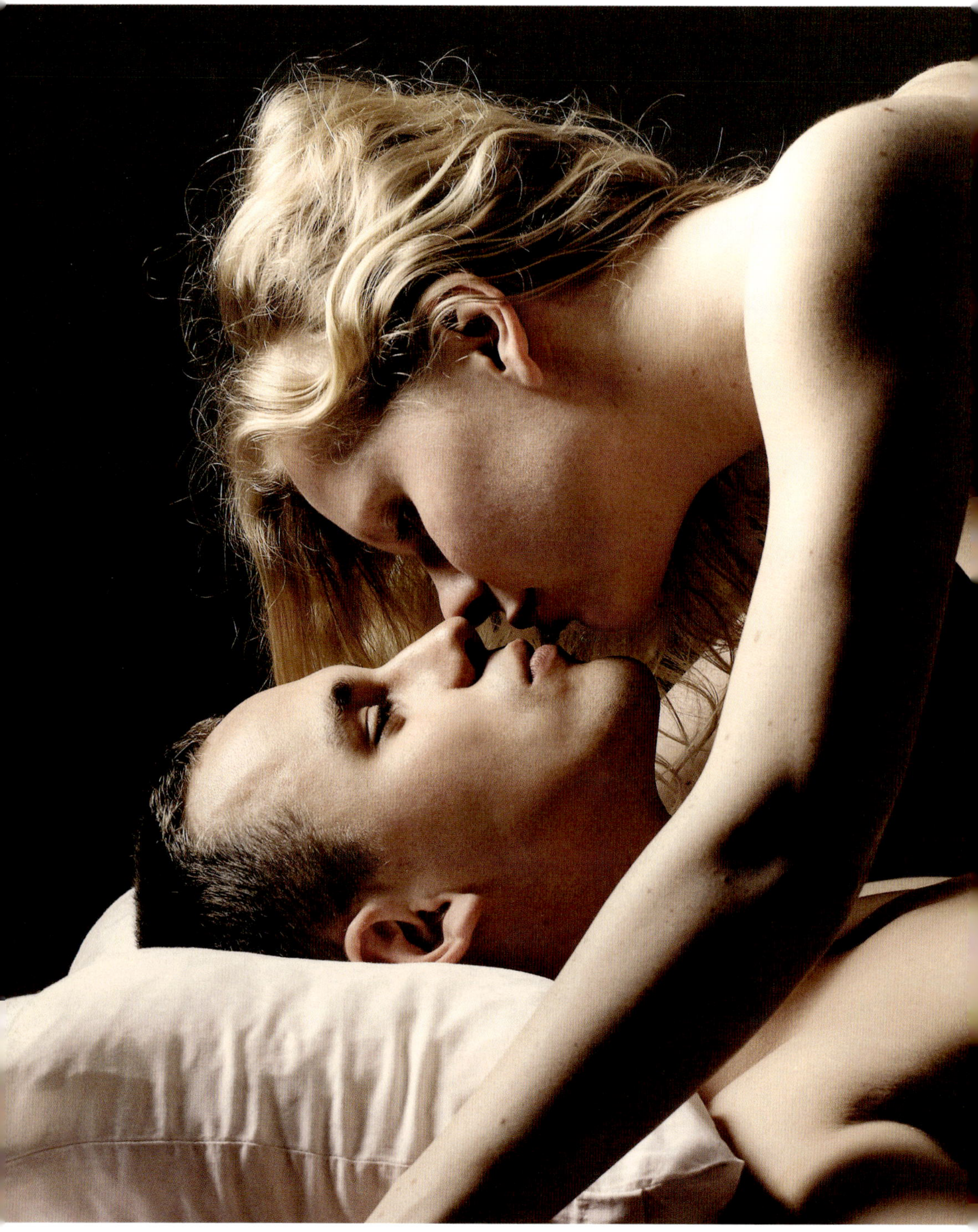

7

Lust: Macher, Killer, Flauten, Höhepunkte

Lust treibt uns an, lässt uns geniessen, macht uns abenteuerfreudig und manchmal auch ein bisschen kopflos. Sie ist eine der ganz grossen Kräfte des Lebens – nicht nur in der Sexualität.

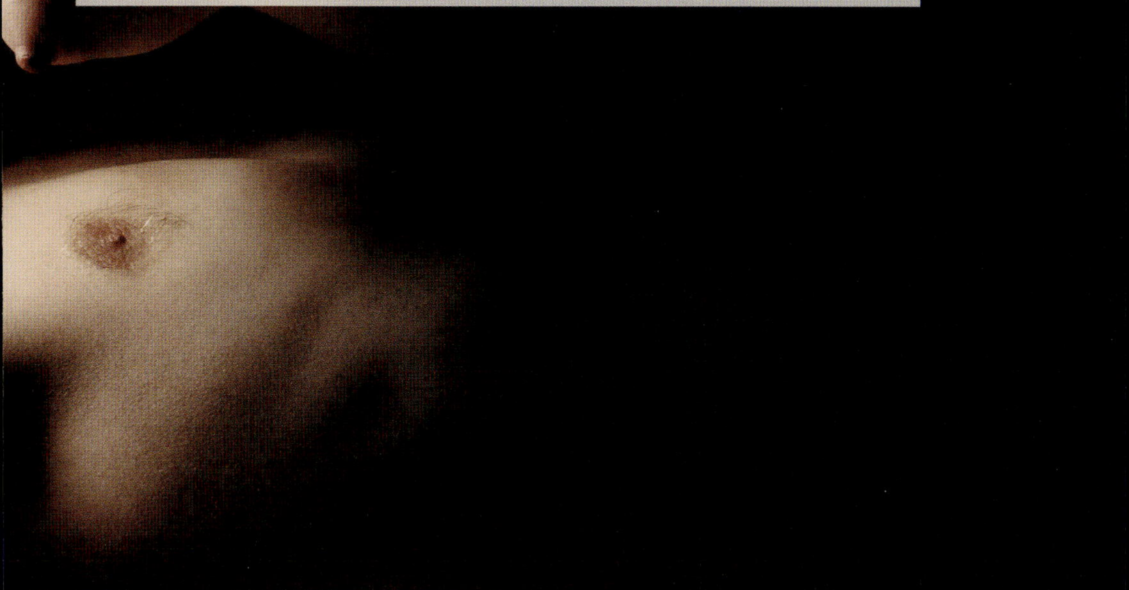

Der Wind in den Segeln der Sexualität

Lust kommt nicht nur von allein und nicht nur von aussen. Eine wichtige Quelle ist das Kino in unserem Kopf. Dort sind wir Regisseur und Star in einem.

Lust ist ein herrliches Gefühl, das sich bei weitem nicht nur auf die Sexualität bezieht. Sie weckt Wünsche und Energien und löst sich, wenn sie genährt und schliesslich gestillt wird, im Wohlgefallen der Befriedigung auf. Als Gefühl hat sie die Wissenschaftler seit jeher fasziniert, und in vielen psychologischen Modellen, die das Handeln des Menschen erklären, ist sie ein Kernelement. Einerseits, weil sie zum Motor wird, der uns auf dem Weg zu einem bestimmten Ziel antreibt; andererseits, wenn sie der alleinige Zweck und Inhalt einer Handlung ist – nämlich dann, wenn wir Dinge einfach um ihrer selbst willen tun und geniessen.

HINWEIS *Lust hat nicht nur mit Sex zu tun. Sie beflügelt uns in allen Bereichen des Lebens.*

Praktisch alle Menschen empfinden Lust, wenn auch die Inhalte und Formen sehr verschieden sind – Lust am Essen, Lust an der Bewegung, Lust an einer intellektuellen Herausforderung, Lust am Leben, Lust am Sein.

Sexuelle Lust

Die sexuelle Lust, auch Wollust genannt, hat im Lustsystem der meisten Menschen eine Art Sonderstatus. «Lust haben», ohne sprachliche Erweiterung und Erklärung, ist für viele automatisch eine auf die Sexualität bezogene Äusserung.

Dabei kann einen die sexuelle Lust schon mal in Schwierigkeiten bringen: etwa wenn sie einseitig ist und nicht ausgelebt werden kann oder wenn sie sich nicht in dem Rahmen bewegt, den man als Paar definiert hat (siehe Kapitel «Lust auf andere», Seite 179). Fehlt sie dagegen, kann das ebenfalls zur Belastung werden. Es ist also im Alltag manchmal gar nicht so einfach, den optimalen Umgang mit dieser Triebkraft zu finden.

Sexkino im Kopf

Pikante Fantasien sind ein wichtiger Antrieb für die Sexualität. Als geistiges Aphrodisiakum sind sie unschlagbar. Sie wecken und steigern die Lust und helfen, Erregungsflauten zu überbrücken. Sie sind unser eigener sexueller Spielplatz, auf dem alles möglich ist. Das Schöne ist, dass man sie jederzeit zur Verfügung hat und sie nach Lust und Laune in der eigenen Gedankenwelt formen kann. Mal liegen sexuelle Fantasien nahe an der eigenen sexuellen Realität, mal ermöglichen sie einem Dinge, die man in Realität nie erleben könnte – und, ganz wichtig, vielleicht auch nicht will.

INFO *Praktisch alle Männer und Frauen haben mehr oder weniger häufig sexuelle Fantasien.*

FANTASIEN ZUM GLEICHEN GESCHLECHT

Am Thema Bisexualität scheiden sich die wissenschaftlichen Geister. Während Alfred Kinsey 1948 in seinem berühmten Report postulierte, dass 90 bis 95 Prozent der Männer und Frauen zu einem gewissen Grad bisexuell seien, sind andere Wissenschaftler der Meinung, dass echte Bisexualität, also das gleichwertige Hingezogensein zu beiden Geschlechtern, höchst selten sei. Somit ist Bisexualität wohl eine Frage der Definition. Man weiss, dass viele Männer und Frauen mehr oder weniger häufig und intensiv Fantasien über gleichgeschlechtliche Kontakte haben. Ausgelebt werden diese Fantasien aber selten. Grund zur Sorge sind sie in keinem Fall. ■

Mental alles unter Kontrolle

Ob ein sexueller Gedanke den Weg in die Realität finden kann, soll und will, hängt von einer ganz wichtigen Unterscheidung ab: Handelt es sich bei den Bildern im Kopf um eine Fantasie oder um einen Wunsch? Der Unterschied ist, dass die Fantasie nicht nur in Gedanken stattfindet, sondern auch dort gelassen werden will. Beim sexuellen Wunsch gibt es dagegen den Impuls, ihn vom Gedankengebilde zur Realität werden zu lassen.

Jeder ist der Architekt seiner eigenen sexuellen Fantasien. Man kann sie nach Lust und Laune gestalten und entwickeln – und auch beenden, wenn sie ihren Reiz verloren haben. Eine sexuelle Fantasie ist kein echtes Abbild der Realität. Der raubeinige Freibeuter wird in der Kapitänskabine ganz nach Wunsch zum feinfühligen, aufmerksamen Liebhaber, und das vollbusige, willige Zimmermädchen hat zufälligerweise genau an den gleichen Dingen Spass, die man gerade selber im Sinn hat. Will man deshalb tatsächlich von einem Piraten erobert werden oder beim nächsten Hotelbesuch das Zimmermädchen verführen? Vermutlich nicht.

HINWEIS *Es kann passieren, dass man lustgeladen zu einer Fantasie masturbiert und nach dem Orgasmus im Schatten der entladenen sexuellen Spannung eher befremdlich findet, was man sich da gerade vorgestellt hat – und das ist absolut normal.*

Soll man eine Fantasie mit dem Partner teilen?

Die Antwort auf diese Frage hängt stark vom Partner und seinem Selbstwert ab. Kann er sich von einer Fantasie genügend abgrenzen, damit sie für ihn nicht zur Bedrohung wird? Einem selber mag völlig klar sein, dass es sich dabei nur um eine erregende gedankliche Spielerei handelt, die man nicht wirklich erleben möchte. Doch der Partner kann vielleicht den Reiz der Fantasie gar nicht nachvollziehen und bekommt Angst, dass sie irgendwie ihren Weg in die Realität findet.

Schliesslich kommt es auch auf den Inhalt der Fantasie an. Die Fantasie, einen Dreier erleben zu wollen, hätte für die Beziehungsdynamik vermutlich stärkere Konsequenzen als die Vorstellung, dass einem heisses Kerzenwachs auf den Körper getröpfelt wird. (Im Übrigen eine Idee, die man nur mit Kerzen aus weissem Wachs mit hohem Stearinanteil, aber ohne Duft- oder Farbstoffe ausleben sollte.)

HINWEIS *In der Regel behält man eine Fantasie wohl besser für sich. Reift sie aber zu einem Wunsch heran, den man in die Realität umsetzen möchte, kommt man nicht darum herum, den Partner einzuweihen. Auch hier gilt: Man sollte sorgfältig bedenken, was das Teilen für den Partner bedeutet, und behutsam vorgehen.*

Wenn sexuelle Fantasien zur Belastung werden
Sexuelle Fantasien zu haben, ist normal. Meistens sind die Inhalte unproblematisch, und es handelt sich um nichts weiter als ein anregendes Gedankenspiel. Aber es gibt Ausnahmen. Kreisen Fantasien ständig um Handlungen, die problematisch sind, weil sie im juristischen Sinne verboten sind oder die Würde und das Selbstbestimmungsrecht der Involvierten massiv beschneiden, ist das unter Umständen nicht mehr ganz so harmlos.

HINWEIS *Eine Fantasie zu haben, heisst nicht, dass man sie irgendwann einmal auslebt. Aber sie kann übermächtig werden, wenn man sie ständig nährt.*

Warnzeichen dafür, dass eine sexuelle Fantasie ihre Gefahrlosigkeit verloren hat, sind:

- Das Ausleben hätte potenziell negative Konsequenzen für einen selbst oder für die anderen Beteiligten (z.B. Verletzungsgefahr).
- Der Druck, die Fantasie auszuleben, wird übermächtig.
- Die (Paar-)Sexualität wird durch die Fantasie negativ beeinflusst.
- Die (Paar-)Sexualität ist nur noch möglich, wenn man auf dieser Fantasie aufbaut.

Beobachten Sie bei sich solche Tendenzen, sollten Sie die Situation im Auge behalten und sich gegebenenfalls mit einer Fachperson besprechen.

Pornos und spezielle Vorlieben

Für die einen ein Segen, für die andern der Inbegriff geschmackloser Bedrohung für die Sexualität: Pornografie. Dieses Kapitel zeigt, dass sich ein differenzierter und entspannter Umgang damit lohnt.

Unter Pornografie versteht man eine explizite Darstellung der menschlichen Sexualität mit dem Ziel, den Konsumenten sexuell zu erregen. Diese Darstellung kann durch Texte, Bilder, Filme oder Audiodateien geschehen, wobei die Geschlechtsorgane oder die sexuelle Aktivität im Vordergrund stehen und betont sind.

INFO *Eine holländische Studie konnte zeigen, dass sowohl Männer wie auch Frauen auf das Betrachten pornografischer Videos mit einer unmittelbaren verstärkten Durchblutung der Genitalregion reagierten. Die Frauen bemerkten dieses Symptom der Erregung aber häufig nicht und gaben an, nicht erregt zu sein.*

Pornografie ist kein neues Phänomen; pornografische Darstellungen kennt man bereits seit der Antike. Man geht davon aus, dass rund ein Drittel der Erwachsenen ab und zu pornografisches Material konsumiert; gut zwei Drittel der Konsumenten sind Männer. 77 Prozent der Paare in einer grösseren Studie gaben an, Pornografie bereits zur Bereicherung ihrer Paarsexualität genutzt zu haben.

Wie Pornografie die Sexualität beeinflusst

Die meisten Experten sind sich darin einig, dass Pornografie nicht per se schädlich ist. Dabei gilt es zu beachten, dass es eine schier endlose Bandbreite an Inhalten und Intensitäten gibt. Angefangen beim Softporno, bei dem nur simulierter Sex und keine Genitalien gezeigten werden, bis hin zu Pornografie, deren Verbreitung strafbar ist (z.B. sexuelle Handlungen mit Kindern, Tieren, menschlichen Ausscheidungen oder Gewalt).

Im sexuellen Alltag ist Pornografie etwas, das Platz hat, wenn man es mag, das aber auf keinen Fall Pflicht ist. Dabei ist es unsinnig – von strafrechtlichen Überlegungen einmal abgesehen –, Pornos in «schlecht», «annehmbar» oder «gut» zu unterteilen. Vieles ist nun mal Geschmackssache. Die gleiche Darstellung kann für die eine Person hoch erregend, für eine andere anstössig und für wieder eine andere einfach nur doof oder lächerlich sein. Und nur weil einem persönlich etwas nicht gefällt, ist es nicht automatisch schlecht oder problematisch.

Hilfe! Mein Partner konsumiert Pornografie

Viele Frauen (der Geschlechterunterschied ist in dieser Frage sehr deutlich) sind schockiert und verunsichert, wenn sie herausfinden, dass ihr Partner Pornografie konsumiert, und wenn sie ihn beim Masturbieren zu Pornos erwischen. Sie erleben den Konsum als Betrug an ihrer Person und der Paarsexualität und oft auch als eine Art Fremdgehen. Die Darstellerinnen in den Filmen werden als Konkurrenz empfunden, und viele Frauen fürchten, nicht mehr zu genügen.

Auch wenn es so ein Erlebnis nicht angenehmer macht: Überrascht zu sein, ist in gewissem Masse naiv, weil der Grossteil der Männer mehr oder weniger häufig Pornografie konsumiert. Die Idee «Mein Partner ist die grosse Ausnahme» steht also auf wackligen Beinen – Sie sollten sich davon verabschieden. Dass der eigene Partner zu den Konsumenten gehört, ist nichts, was man als Frau toll finden muss – aber es lohnt sich mindestens, sich darauf einzustellen.

INFO *Wichtig: Pornografie zeigt keine echte Sexualität. Sie zeigt inszenierte sexuelle Fantasien.*

Ein normaler Pornokonsum hat in den allermeisten Fällen nichts mit der Anziehung zwischen den Partnern, der Beziehungsdauer und -qualität oder der Sexhäufigkeit in der Beziehung zu tun. Die meisten Männer und Frauen erleben Pornografie als eine andere Form der Sexualität, die nicht in einem Konkurrenzverhältnis zur Paarsexualität steht. Die Konsumenten sehen eine ganz klare Grenze zwischen dem im Porno Gezeigten und ihrer echten, gelebten Sexualität und möchten das Gesehene im realen Leben gar nicht umsetzen.

Es lohnt sich also, sich darauf einzustellen, dass Pornokonsum vielleicht zur individuellen Sexualität des Partners gehört, dass viele Männer Pornos schauen, dass das normal ist und keine Konkurrenz zur Paarsexualität darstellt. Das heisst aber wiederum auch nicht, dass man nun wegen Pornos und des Pornokonsums durch den Partner in freudige Verzückung verfallen müsste.

Wenn Pornokonsum zum Problem wird

Beim Beurteilen, ob Pornografie einen negativen Einfluss auf die Sexualität hat, sind folgende Leitfragen hilfreich:

- Wie alt ist der Konsument?
- Welche Art von Pornografie wird konsumiert?
- Wie viel Pornografie wird konsumiert?
- Welchen Einfluss spürt man auf die restlichen Bereiche der Sexualität?
- **Wie alt ist der Konsument?** Fixe Altersangaben machen beim Thema Pornografie keinen Sinn, weil es sehr auf den individuellen Wissensstand des Konsumenten ankommt und darauf, wie das Thema in der Familie oder unter Freunden aufgegriffen wird. Schnappt beispielsweise ein eher jüngerer Teenager pornografisches Material auf, kann das aber in einem guten Rahmen mit jemandem besprechen, ist das weniger problematisch, als wenn ein älterer Teenager mit einem solchen Erlebnis komplett alleine bleibt. Man weiss aus Studien, dass Pornografie für Jugendliche nicht per se schädlich ist. Grund zur Sorge wird sie jedoch dann, wenn Jugendliche sehr viel Pornografie konsumieren und wenn ihr gesamtes Bild der Sexualität auf pornografischen Darstellungen aufbaut. Das schafft eine einseitige Vorstellung vom Sexualakt, von der Rolle der Frau in der Sexualität und vom weiblichen Aussehen.
- **Welche Art von Pornografie wird konsumiert?** Darstellungen, bei denen das Selbstbestimmungsrecht von Teilnehmern beschnitten wird, sind problematisch. Gewaltdarstellungen oder abwertende Handlungen können die Akzeptanz gegenüber solchem Verhalten erhöhen. Das bedeutet aber nicht, dass Konsumenten entsprechender Inhalte automatisch auch im realen Leben ein solches Verhalten zeigen.
- **Wie viel Pornografie wird konsumiert?** Hier ist es schwierig, ein absolutes Mass zu nennen. Ein Zuviel an Pornografie muss nicht unbedingt bedeuten, dass die betreffende Person in jeder freien Minute und nächtelang entsprechendes Material konsumiert. Auch ein Konsum von zwei-, dreimal pro Woche kann einen schädlichen Einfluss haben.
- **Welchen Einfluss hat der Pornokonsum auf die Partnerschaft?** Pornos können das Sexualleben und die Paarsexualität aufpeppen. Es ist aber wichtig, ein wachsames Auge darauf zu haben, was der Pornokonsum mit einem selbst, mit der eigenen Sexualität und mit der Paar-

sexualität macht. Wenn Pornografie die normale Paarsexualität verdrängt und Sex in der Beziehung (ohne Pornografie) deshalb seltener wird, ist das ein Warnsignal. Dieses Weniger an Sex muss nicht unbedingt nur vom Mann ausgehen. Meist entsteht eine ungesunde Paardynamik: Der Mann zieht sich in die virtuelle Welt zurück, die Frau weiss das und fängt an, an sich zu zweifeln, an der Beziehung, am Selbstwert. Sie empfindet den Rückzug des Mannes womöglich als Vertrauensbruch – und reagiert ihrerseits mit einem Rückzug aus der Sexualität. In solchen Situationen braucht es meist professionelle Hilfe.

- **Sobald Sie merken, dass Pornografie etwas Ungutes auslöst, sollten Sie damit aufhören oder den Konsum mindestens drastisch reduzieren. Gelingt das nicht, ist eine Beratung bei einer Fachperson angezeigt.**

Wo fängt die Sucht an?
Wenn die Pornografie zum Partnerersatz wird und eine Flucht aus dem Alltag darstellt, sind dies Hinweise auf eine Sucht. Es liegt ein Kontrollverlust vor; die betroffene Person kann nicht mehr wählen, ob sie nun einen Porno schauen will oder nicht. Wenn sie den Konsum einschränkt, geht es ihr schlecht, sie wird unruhig oder zeigt auch körperliche Symptome wie Kopfschmerzen. Das Lustvolle am Konsum geht zunehmend verloren, die Situation wird zur Belastung, Betroffene können jedoch ohne fremde Hilfe nichts daran ändern. In solchen Fällen sollte man Hilfe bei einem Therapeuten suchen.

Fetisch und Vorlieben

Das Thema «Fetisch» fasziniert viele Männer und Frauen. Lack, Leder, Sado-Maso und andere Spezialitäten – solche Vorlieben beflügeln die Fantasie, und so mancher und so manche hat vielleicht Experimente in die eine oder andere Richtung gemacht. Umso wichtiger ist es, den Begriff «Fetisch» zuerst etwas genauer unter die Lupe zu nehmen. Reden nämlich Sexualtherapeuten von einem Fetisch, ist meist etwas anderes gemeint als in der Umgangssprache.

Was also ist ein Fetisch? Beim Fetischismus dient ein unbelebter, isolierter Gegenstand (Objekte, Materialien, Körperteile) als Stimulus für sexuelle

Erregung und Befriedigung. Ein Fetisch kann unterschiedliche Dinge zum Inhalt haben: einen Geruch, ein Material, ein x-beliebiges Objekt, ein Körperteil, aber auch eine bestimmte Handlung.

Mit der Aussage «Er ist ein Schuhfetischist» meinen die meisten wohl einfach, dass die betreffende Person eine bestimmte Art von Schuhen erregend findet. Einen «Fetisch haben» oder ein «Fetischist sein» heisst dann nichts anderes, als auf etwas Bestimmtes «zu stehen». Ein Fetischismus im Sinne der Wissenschaft oder der Sexualtherapie liegt dagegen dann vor, wenn der Fetisch zum Ersatz für die partnerschaftliche Sexualität wird und es zu einem Leidensdruck kommt. Ein Fetischist im Sinn der Fachsprache kann keine Sexualität mehr ausleben, die nicht in einem Zusammenhang mit dem für ihn wichtigen Objekt steht. Das kann sehr belastend sein und eine Therapie nötig machen.

INFO *Sorgen Sie sich nicht, wenn zu Ihrem sexuellen Repertoire etwas gehört, was vielleicht etwas ausgefallener ist. Erlaubt ist, was gefällt und was das Selbstbestimmungsrecht eines anderen nicht einschränkt. Vorsichtig sollten Sie einzig dann sein, wenn Ihre Sexualität nur noch um ein bestimmtes Thema oder Objekt kreist.*

Entstehung

Es gibt etliche wissenschaftliche Theorien und Forschungsansätze zur Frage, wie ein Fetisch oder überhaupt sexuelle Vorlieben entstehen. Eine abschliessende Erklärung steht jedoch aus. Oft taucht das Thema Fetisch bereits früh im Leben auf und wird durch die Beschäftigung mit dem entsprechenden Objekt intensiviert. Manchmal gibt es konkrete Schlüsselerlebnisse, bei denen ein Objekt zufällig mit einer sexuellen Erfahrung in Verbindung kommt, manchmal fehlen solche Erlebnisse aber auch in der Biografie.

Wenn der Lust die Puste ausgeht

Viele Paare klagen über fehlende Lust. Suchen sollte man Erregung aber nicht ausschliesslich im Bett. Denn eine lustvolle Sexualität kann nur in einem lustvollen Leben Bestand haben.

Die Lust hat es nicht einfach heute: Auf ihr lastet, genau wie auf dem gesamten Thema Sexualität, ein immenser Druck. Glühend soll sie sein und vor allem ständig vorhanden. Dass die Lust im echten Leben mit diesen hochgezüchteten Erwartungen nicht mithalten kann, erkennen zwar die meisten. Trotzdem tappen viele Paare in die Falle unrealistischer Erwartungen.

Lust – oder eben: fehlende Lust – ist ein Thema, das vor allem Paare betrifft, die bereits eine Weile zusammen sind. Zu Beginn einer Beziehung läuft der Lustmotor auf Hochtouren, und die meisten Pärchen können kaum die Finger voneinander lassen. Auch Singles suchen nur ganz selten Rat, weil sie glauben, zu wenig Lust zu haben. Immerhin gibt es dafür keinen Richtwert, den sie verfehlen oder übertreffen könnten, da sich ihre Sexualität im Alleingang oder mit kürzeren Bekanntschaften abspielt. Paare dagegen müssen das Ausleben ihrer Lust aufeinander abstimmen, sie müssen miteinander übereinkommen, wie viel oder wenig Sex auch immer es sein soll.

Fehlende Lust

Gründe, warum die Lust weniger wird oder vielleicht sogar verschwindet, gibt es viele. Stress ist ein grosser Lustkiller, ob im Beruf oder in der Familie. Aber auch eine ungesunde Paardynamik, medizinische Probleme und viele andere Dinge können auf die Libido schlagen. Und manchmal gibt es aus ganz unerfindlichen Gründen Zeiten im Leben, in denen man weniger Lust hat. Woher die Unlust auch kommt, sie ist ein Problem, mit dem sich viele Paare mindestens phasenweise herumschlagen.

INFO *Fehlende Lust ist heute einer der häufigsten Gründe, weshalb Paare in die Sexualtherapie gehen.*

Dass in länger dauernden Beziehungen die Lust nachlässt, ist leicht zu erklären: Der Reiz des Neuen und vielleicht auch Unsicheren wird abgelöst durch Stabilität und Beständigkeit. Mit steigender Vertrautheit sinkt die Leidenschaft, und der blosse Anblick des Partners reicht, Gewöhnung sei Dank, nicht mehr aus, damit man sich die Kleider vom Leib reisst und loslegt.

Dass die Lust abnimmt, ist nicht nur normal und verbreitet, es muss auch nicht zwingend ein Problem sein. In einer grösseren Studie gaben 51 Prozent der Frauen und 24 Prozent der Männer an, selten Lust zu haben. Aber nur gerade 10 Prozent dieser Lustlosen gaben an, darunter zu leiden. Sprich: Nur weil man wenig Sex hat, muss das nicht automatisch auch eine Belastung sein.

Langzeitpaare haben meist besseren Sex

Bevor hier Tipps präsentiert werden, wie man den Weg zurück zur Lust findet oder unterschiedlich grosses sexuelles Verlangen auf einen gemeinsamen Nenner bringt, soll die Idee begraben werden, dass Langzeitpaare nur noch langweiligen Zweitklass-Sex hätten.

Tatsache ist: Die meisten Paare geben an, dass der Sex mit steigender Beziehungsdauer besser werde. Man kennt sich und den Partner und weiss, was funktioniert. Vertrauen und Sicherheit wachsen mit zunehmender Beziehungsdauer und sind wichtige Faktoren für tollen Sex. Leider ist das Image des vertrauten Sex nicht ganz so schillernd wie das vom Frischverliebt- oder Eben-erst-begegnet-Sex. Aber gerade Hemmungslosigkeit, die als ganz grosses Kriterium für guten Sex gilt, ist oft erst mit einem Partner möglich, dem man blind vertraut. Zudem sind Langzeitpaare oft Meister des sogenannten «quick and dirty»-Sex, des Sex also, der einfach kurz, knackig und gut ist. Gleichzeitig haben sie auch die Geduld und das Verständnis für den Partner, um sich auf langsamere, sinnlichere, vielleicht nicht ganz so ziel-, sprich: orgasmusorientierte, Formen der Sexualität einzulassen, die ebenfalls wunderschön sind.

Fazit: Es ist ganz wichtig, sich nicht unter Druck zu setzen oder sich als Langzeitpaar ein langweiliges Sexleben regelrecht «aufschwatzen» zu lassen.

Wer für Abwechslung sorgt und zu seinem ganz individuellen Lustrhythmus stehen kann, wird auch in einer Langzeitbeziehung genialen Sex erleben – oder vielleicht gerade dort.

Wenig Sex: Ein Grund zur Sorge?

Wenig Sex zu haben, ist weder eine Krankheit noch ein Problem an sich. Zur Belastung wird Lustlosigkeit in einer Beziehung erst dann, wenn die «Lustprofile» der Partner nicht mehr auf einen gemeinsamen Nenner gebracht werden können. Wenn sich ein Paar also nicht mehr findet, was Häufigkeit, Zeit und Art und Weise des Sex angeht.

HINWEIS *Es ist ganz wichtig, dass man sich nicht von aussen aufdrängen lässt, wie viel Lust man haben soll.*

Viele Paare finden Lustlosigkeit und wenig Sex ziemlich uncool. So wird einem die Geschichte mindestens medial verkauft. Wer steht schon hin und sagt: «Wir haben höchstens alle sechs Wochen Sex, und das reicht uns absolut.»? Häufig reiben sich Paare an irgendwelchen Statistiken, an Geschichten aus dem Freundeskreis oder – besonders fatal – an Hollywoodstandards auf, statt sich zu fragen, was sie unabhängig von irgendwelchen äusseren Massstäben selber wollen.

Wenn die Lustuhren anders ticken

Die Bekenntnis zum individuellen Lustrhythmus in Ehren, aber im Paaralltag ist es leider nur selten so, dass die Partner automatisch übereinstimmende Lustprofile mitbringen. Meistens möchte der eine mehr als der andere oder dann zu einer anderen Zeit oder auf eine andere Art.

Ist Unlust oder eben vor allem unterschiedlich starke Lust ein Problem, kann dies zu einer grossen Belastung in der Partnerschaft werden. Es ist keine leichte Aufgabe, die Balance zu finden und zu akzeptieren, dass sich Themen wie Lust und Leidenschaft in einer Beziehung natürlicherweise verändern, dass die Prioritäten nicht immer gleich sind, dass man auf der anderen Seite aber auch nicht resignieren und klein beigeben muss, wenn Lust und Sexualität im Alltag nicht den Stellenwert haben, den man ihnen geben möchte.

Lust lohnt sich

Es gibt keinen Grund, vor Lustlosigkeit zu resignieren. Man ist ihr nicht hilflos ausgeliefert. Trotzdem finden sich gerade Langzeitpaare mit einem eher flauen Sexleben häufig ab, obwohl sie es eigentlich lieber anders hätten.

Dabei gibt es viele gute Gründe, die Lust zu pflegen und Sex zu haben – mal abgesehen davon, dass Sex den meisten Menschen ganz einfach Spass macht. Leute, die regelmässig Sex haben, sind seltener krank, haben einen schnelleren Wundheilungsprozess – und einige Studien haben sogar herausgefunden, dass Sex den Alterungsprozess verlangsamt und dass sexuell aktive Menschen länger leben. Natürlich stellt sich sofort die Frage nach dem Huhn und dem Ei: Haben diese Menschen mehr Sex, weil es ihnen besser geht, oder geht es ihnen besser, weil sie mehr Sex haben? Unbestritten ist, dass Sex Teil des Lebens von gesünderen und auch glücklicheren Menschen ist.

Sex definiert zwei Menschen als Liebespaar

Sex ist ein wichtiges Bindemittel in der Paardynamik. Er ist das Kriterium, das eine Paarbeziehung definiert und aus zwei Menschen ein Liebespaar macht. Freundschaft und Vertrautheit sind in stabilen Beziehungen extrem wichtig und wohl für viele auch zentraler als Sex, aber erst die Sexualität hebt die Beziehung von der ab, die man auch zu einem besten Freund, einer besten Freundin haben könnte.

Die Sexualität nicht einschlafen zu lassen, lohnt sich auch auf einer pragmatischen Ebene. Hat sie erst mal ihren Schwung verloren, ist es viel schwieriger, wieder Fahrt aufzunehmen. Und man weiss aus grossen Untersuchungen, dass Leute, die in jüngeren Jahren und danach viel Sex haben, auch im hohen Alter noch eine befriedigende Sexualität pflegen.

Wir wollen ja Sex haben, aber …

Viele Paare, die sich über fehlenden oder seltenen Sex beklagen, wissen kaum, wie ihnen geschieht. Die Partner lieben einander und finden sich attraktiv, und kommt es jeweils zum Sex, beurteilen beide diesen als schön. Aber irgendwie vergehen die Tage und Wochen – der Wille wäre zwar da, trotzdem passiert nichts. Warum?

Prioritätensetzung und ganz einfach auch Bequemlichkeit sind häufige Stolpersteine in Langzeitbeziehungen. Es ist verführerisch, nach einem langen Arbeitstag ins Sofa zu sinken und sich vom Fernseher berieseln zu lassen. Doch Sexualität ist kein Selbstläufer. Man muss etwas für sie tun und in sie investieren. Wenn nicht, siegt leider oft die kurzfristige Entspannung vor dem Fernseher, und ehe man sichs versieht, ist der Abend gelaufen, und beide sind zu müde für Sex.

Die Lust (wieder) entfachen

Was auch immer die Flaute im Bett ausgelöst hat: Man muss sich nicht schicksalhaft damit abfinden, auf alle Zeiten weniger Sex zu haben, als man haben möchte. Die Tipps und Tricks in diesem Kapitel helfen, der Lustlosigkeit auf den Grund zu gehen und als Paar dem Sex wieder den Stellenwert zu geben, den man ihm geben möchte.

Den Ist-Zustand analysieren
Bevor man etwas unternimmt, gilt: Ruhe bewahren. Viele Männer und Frauen bekommen regelrecht Panik, wenn ihr Sexleben nicht mehr ganz so prickelnd ist wie zu Beginn. Sie haben Angst um ihre Beziehung und sehen den Anfang vom Ende. So löblich es ist, wachsam und engagiert zu sein: Dramatik ist in solchen Situationen nicht hilfreich.

Es ist absolut normal, dass es Beziehungsphasen gibt, in denen man weniger Sex hat. Die Lust ist über kleinere und grössere Zeiträume Schwankungen unterworfen. Vielleicht gibt es ja einen einfachen Grund für die aktuelle Durststrecke. Wer Abschlussprüfungen hat, ein Baby betreuen oder im Büro gerade ein Monsterprojekt koordinieren muss, hat nun mal weniger Energie für anderes. Umso besser, wenn man die Situation mit einer Prise Humor nehmen kann.

HINWEIS *Je entspannter man mit einer sexuellen Durststrecke umgehen kann, desto besser.*

Entspannt sein heisst allerdings nicht, untätig zu bleiben und die Sache einfach dem Schicksal zu überlassen. Es gilt, die Situation in einem ruhigen Moment anzusprechen und den Partner zu fragen, wie er die Dinge sieht. Vielleicht lässt sich die Unlust relativ leicht erklären, und die Umstände ändern sich bald wieder. Nach der ersten Bestandesaufnahme können dann die Tipps in den folgenden Abschnitten zur Anwendung kommen.

Sind die Partner unterschiedlicher Meinung darüber, ob tatsächlich eine Flaute herrscht, die zu beheben ist, muss man das ausdiskutieren. Es gehört zur Aufgabe jedes Paares, diesen Bereich zu besprechen, damit die Lustprofile beider Partner wieder auf einen gemeinsamen Nenner gebracht werden können. Dabei ist keine Position mehr wert als die andere; entscheidend ist allein, dass man sich findet.

Die Lust nicht nur im Bett suchen

Manche Menschen haben eine eindimensionale Vorstellung von Lust. Sie sehen sie als etwas Isoliertes, das nur einen ganz speziellen – den sexuellen – Bereich des Lebens betrifft. Dabei sind Lust im Bett und Lust im Alltag stark verknüpft. Man kann kein lust- und freudloses Leben führen und dann erwarten, dass in der Sexualität plötzlich die Funken sprühen.

HINWEIS *Wer mehr Lust auf Sex haben will, muss sein ganzes Leben lustvoll gestalten.*

Lust auf Sex passiert nicht auf Knopfdruck. Sie braucht eine gute Basis im Leben und in der Beziehung. Diese Basis schafft man, wenn man sich im Alltag viele lustvolle Erlebnisse ermöglicht. Was als lustvoll erlebt wird, ist von Mensch zu Mensch verschieden: Lust am Kochen, Lust an der Bewegung, Lust an intellektueller Herausforderung – all diese Dinge fördern die Lebenslust und somit die Lust auf Sexualität. Und zwar stärker, als manche Leute meinen.

Sinnlichkeit ist ein Begriff, den viele Menschen mit Sexualität in Verbindung bringen. Sinnlichkeit heisst aber auch einfach, dass wir unsere Sinne benutzen und auskosten. Dass wir bewusst hören, sehen, schmecken, riechen und fühlen. Auf dieser Sinnlichkeit im Alltag baut die Sinnlichkeit im Bett auf.

Paarzufriedenheit und sexuelle Zufriedenheit sind eng verknüpft

Zahlreiche Studien zeigen, dass eine hohe Beziehungszufriedenheit mit einer hohen sexuellen Zufriedenheit zusammenhängt. Oder anders gesagt: Glückliche Paare haben meistens auch guten Sex. Unglückliche Paare dagegen kämpfen oft mit Lustlosigkeit oder sind generell mit ihrem Sexleben nicht zufrieden. Auch hier stellt sich wieder die Frage nach Ursache und Wirkung: Haben glückliche Paare mehr Sex, weil sie glücklich sind – oder sind sie glücklich, weil sie mehr Sex haben? Ganz aufklären lassen sich die Zusammenhänge wohl nicht, aber man beobachtet oft, dass Paare, die mit Beziehungsproblemen kämpfen, neuen Schwung in der Sexualität erleben, sobald sie ihre Probleme in den Griff bekommen haben.

HINWEIS *Jede Investition in die Beziehung ist auch eine Investition in die Sexualität.*

Es ist ganz wichtig, dass ein Paar sich Inseln im Alltag schafft, in denen beide Zeit füreinander haben und gemeinsam Schönes geniessen können. Dabei muss man in diesen Momenten gar nicht unbedingt Sex haben – auch wenn man natürlich kann, wenn man möchte. Wichtig ist, dass man Zeit für sich einplant und diese störungsfrei auskostet. So schafft man die beste Grundlage, damit die Lust zwischen den Partnern (wieder) wachsen kann.

Solche Paarinseln zu schaffen, kann je nach Lebenssituation einfacher oder kniffliger sein, aber gibt man der Sache die nötige Priorität, findet sich immer eine Lösung. «Wir haben halt keine Zeit» ist eine Ausrede, und man schadet sich mit dieser Einstellung vielleicht mehr, als man im Moment realisiert.

Sex nach Terminplan?

Für manche Paare ist es hilfreich, nicht nur Paarinseln im Alltag einzuplanen, sondern tatsächlich auch Sex – inklusive Termineintrag in der Agenda. Banal, aber wahr: Mit jedem Sexualkontakt, den man hat, steigt die Wahrscheinlichkeit, dass man bald wieder welchen hat.

Die Taktik «Sex nach Terminplan» hat Vor- und Nachteile: Sie eignet sich sehr gut für Paare, die gerne mehr Sex hätten und sich eigentlich darauf freuen, es in ihrem geschäftigen Alltag aber einfach nicht schaffen, ihn unterzubringen. Der Plan geht aber nur auf, wenn man diesem Termin mit einer positiven Einstellung begegnet. Ist in der Paardynamik und -sexualität gerade der Wurm drin, kann der Termin und somit der Sex zu einer Pflichtübung werden, die man im schlimmsten Fall vielleicht einfach für eine Weile wieder «abhaken» möchte.

Variieren, variieren

Dass zwei Menschen absolut identische Lustprofile haben, ist etwa ähnlich wahrscheinlich wie ein Sechser im Lotto. Trotzdem sind unterschiedliche

Vorstellungen davon, wann, wie und wie oft Sexualität passieren soll, kein Grund zur Verzweiflung. Auseinandergehende Vorstellungen und Bedürfnisse können eine Bereicherung sein, weil sie verhindern, dass man in einer langweiligen Routine stecken bleibt – wenn man denn offen ist.

Leider klammern sich Paare mit verschiedenen Lustprofilen vielfach am kleinsten gemeinsamen Nenner fest und verpassen so jegliche Abwechslung im Bett. Das ist, wie wenn zwei Menschen einen Fruchtsalat machen, aber verschiedene Früchte mögen. Der eine mag Äpfel, Kiwis, Bananen und Himbeeren, der andere Bananen, Mangos, Birnen und Ananas. Jetzt denken die beiden: «Ah, wir mögen beide Bananen», und fangen an, nur noch Bananen zu essen. Das wird mit der Zeit erstens langweilig, und zweitens mag man irgendwann die Bananen nicht mehr sehen. Ausserdem kriegt man vermutlich Verstopfung, aber das ist eine andere Geschichte.

Auf die Sexualität bezogen heisst das, dass viele Paare ihr sexuelles Repertoire unnötig klein halten. Vielleicht ist in einer Partnerschaft der eine ein Fan von Quickies, der andere mag Sex unter der Dusche, und beide mögen Kuschelsex im Bett. Wenn dieses Paar jetzt nur noch Kuschelsex hat, fehlt einfach irgendwann die Abwechslung, auch wenn gegen Kuschelsex rein gar nichts einzuwenden ist.

INFO *In Kapitel 4, «Mehr Spass im Bett», stecken unglaublich viele Inputs, wie man sich sexuell begegnen kann. Jetzt brauchen Sie sich nur noch nach Lust und Laune aus dieser Auswahl zu bedienen.*

Man ist es sich als Paar schuldig, für Variantenreichtum in der Sexualität zu sorgen, weil man sonst wie nach einer Bananendiät Verstopfung bekommt – im übertragenen Sinne, versteht sich. Und Abwechslung bedeutet ja nicht, dass man nicht grosszügig weiter auf die gemeinsamen Lieblingsspeisen zurückkommen darf.

Sich von der Idee des perfekten Sex lösen

Viele Paare tappen in die Falle, dass sie es beim Sex schlicht zu gut machen wollen. Weil der Sex mittlerweile vielleicht etwas seltener geworden ist, soll er, wenn er denn stattfindet, wenigstens besonders gut sein. Stimmung, Zeitfenster, Ort, Kleidung, Körperbehaarungszustand und vieles mehr –

alles soll perfekt sein. Mit der Zeit ist die Liste mit Checkpunkten derart lang und die Ansprüche sind derart hoch, dass praktisch nie alles stimmt – und es folglich auch nur noch ganz selten zum Sex kommt.

Falls dieses Szenario vertraut klingt, gilt es, die eigenen Ansprüche und Ideen von Sex zu überdenken. Müssen wirklich alle diese Voraussetzungen erfüllt sein, damit Sie Sex geniessen können? Wie wäre es mit einer neuen Zeit, einem neuen Ort oder einer neuen Technik?

HINWEIS *Sex darf auch mal nur o.k. sein. Wenn nur jedes fünfte Mal grossartig ist und die anderen vier Male eher durchschnittlich, sind Sie statistisch gesehen wieder näher am nächsten grossartigen Mal dran – und das ist doch auch was.*

Wünsche ergründen und konkret äussern

Vielen Menschen fällt es ziemlich schwer, ihre Wünsche in Bezug auf die Sexualität zu äussern. Einerseits, weil sie sich nicht getrauen, oft aber auch, weil sie schlicht nicht genau wissen, was sie sich im Bett überhaupt wünschen. Viele setzen darauf, dass der Partner dann schon irgendwie wissen oder herausfinden wird, was ihnen gefällt.

Wird ausnahmsweise mal ein Wunsch geäussert, ist der zudem oft recht ungenau. Denn so schön es ist, dass Sexualität etwas so Vielseitiges ist, so knifflig macht es die Sache auch. Was heisst zum Beispiel: «Ich möchte, dass du meine Brüste massierst.»? Fest? Zart? Mit dem Mund? Mit den Händen? Nur die Brustwarzen oder die ganze Brust? Es ist verständlich, dass man sich in so einem Moment zurücklehnen und auf die Kreativität des Partners verlassen möchte. Manchmal klappt das ja auch, aber eben nicht immer.

Es ist unumgänglich, dass man für sich lernt und entdeckt, was einem gefällt (beispielsweise durch Masturbation), und dass man auch lernt, diese Wünsche unbeschwert und konkret zu äussern. Man kann nicht sagen: «Du machst das schon gut, mach einfach», und dann reklamieren, wenn das Gelieferte nicht den eigenen Vorstellungen entspricht. Diese Taktik wäre, wie wenn man sagen würde: «Schenk mir bitte Schmuck», und sich danach beschwerte, weil man eine Halskette und keine Ohrringe bekommen hat. Das wird den Partner kaum motivieren, bald wieder zum Juweliergeschäft zu pilgern.

INFO *Wie Sie Ihre Wünsche und Bedürfnisse besser kennenlernen können, steht in Kapitel 4, «Mehr Spass im Bett». Und wie Sie darüber reden, lesen Sie in Kapitel 5, «Über Sex reden», nach.*

Einfach mehr Sex haben

Viele Paare, die mit Lustlosigkeit kämpfen, halten den Tipp, einfach mehr Sex zu haben, für zynisch. Dabei gehört er zu den besten Ratschlägen überhaupt. Fehlende Lust und seltener Sex haben viel damit zu tun, dass der Körper «aus der Übung» kommt. Die Erregungsabläufe im Körper laufen leichter ab, je öfter sie ablaufen.

Man findet immer einen Grund, warum man gerade keinen Sex haben kann. Mal ist man zu müde, mal ist das Geschirr noch nicht gespült, mal sind die Beine nicht rasiert, mal fehlt bei einem oder beiden die Lust.

HINWEIS *Wer nur noch dann Sex hat, wenn auch das letzte Detail stimmt, hat bald gar keinen Sex mehr.*

Deshalb gilt: Einfach mal machen. Vielleicht kommt die Lust ja unterwegs? Man muss sich nicht jedes Mal vor Begierde verzehren, damit man Sex haben kann. Warum nicht mal mittelmässigen oder gar «schlechten» Sex haben? Für viele ist das eine absolute Horrorvorstellung – dabei geht vergessen, dass man auch daraus etwas gewinnen kann. Nämlich Nähe und die gesteigerte Chance, dass beim nächsten Mal die Funken wieder fliegen. Denn nichts fördert die Wahrscheinlichkeit, Sex zu haben, mehr, als Sex zu haben.

Experiment: jeden Tag Sex

Paare, die Schwierigkeiten haben, sich aus einer routinierten Unlust zu lösen, können sich auf folgendes Experiment einlassen: Sie vereinbaren, eine Woche lang jeden Tag Sex zu haben. Egal, ob man Lust hat oder nicht, egal, welche unvorhergesehenen Dinge passieren. Ganz wichtig dabei: Sex ist nicht nur Penetration, und es «zählt» auch, wenn man keinen Orgasmus hat. Auch Oralverkehr oder eine Intimmassage gehören zur Sexualität. Viele Paare haben nämlich mehr Sex, als sie meinen, sie zählen aber einen Hand- oder Blowjob nicht mit – warum auch immer.

Lust auf andere

Das Gras auf der anderen Seite des Zauns ist immer grüner. Das gilt leider manchmal auch in der Sexualität. Wie man mit Lust auf andere umgeht und sie nicht zur Bedrohung für die Beziehung werden lässt, erklärt dieses Kapitel.

Die meisten Männer und Frauen gehen davon aus, dass eine Paarbeziehung mit sexueller Exklusivität einhergeht. Wie einschneidend die Monogamie erlebt wird, ist von Person zu Person verschieden. Dem einen gibt sie Sicherheit und ist sie eine Quelle für Intimität, den andern bringt sie ins Schwitzen und fordert einen vielleicht schmerzlichen Verzicht.

Dabei ist Lust auf andere etwas ganz Normales. Die meisten Menschen haben schon mal erlebt, dass sie Lust auf jemand anderen als den eigenen Partner gehabt haben, und viele haben beim Masturbieren oder auch beim Sex mit dem aktuellen Partner an eine andere Person gedacht oder sind schon jemandem begegnet, den sie nicht von der Bettkante stossen würden, wären die Umstände denn anders. Knifflig wird es mit der Lust auf andere erst dann, wenn es darum geht, sie auszuleben.

Monogamie – bringts das?

Ist Monogamie erstrebenswert? Das ist eine heiss diskutierte Frage, die evolutionsbiologisch umstritten ist: Aus Sicht der Natur ist das Ziel von Sex, möglichst viele möglichst gesunde Nachkommen zu zeugen. Und dabei kann es Sinn machen, mit mehr als nur einem Partner zu schlafen. Auf der anderen Seite geht es bei der Evolution nicht nur um eine blosse Verbreitung der Gene, sondern auch um eine erfolgreiche Aufzucht der Nachkommen. Es gibt durchaus auch sozial-evolutionäre Hinweise, die für die Monogamie sprechen, weil die Verbindlichkeit in einer exklusiven Beziehung grösser ist, was dem Nachwuchs zugutekommt.

Pragmatisch betrachtet und auf den Beziehungsalltag bezogen, dürfte es aber recht egal sein, was die Biologie zur sexuellen Exklusivität meint. Die entsprechenden Überlegungen und Theorien mögen zwar spannend sein, letztlich kommt es jedoch allein darauf an, wie die Partner zu diesem Thema stehen und was sie daraus machen. Fakt ist, dass sexuelle Untreue eine grosse Bedrohung für fast alle Paarbeziehungen darstellt. Es ist also auf jeden Fall besser, wenn man sich dem Thema stellt und gemeinsam die Parameter absteckt, noch bevor es allenfalls zu einem Vertrauensbruch kommt.

Tabuthema Seitensprung

Es gibt nicht sehr viele grossangelegte wissenschaftliche Studien zum Thema Seitensprünge. Man geht davon aus, dass jeder zweite Mann und jede zweite Frau mindestens einmal im Leben einen Seitensprung macht. Rein mathematisch sind also viel mehr Menschen betroffen, als man im Alltag und im Austausch mit Freunden und Bekannten vielleicht meinen möchte. Seitensprünge sind nach wie vor ein grosses Tabuthema. Nur selten gehen Männer und Frauen offen damit um, wenn sie betrogen worden sind, und kaum jemand outet sich, schon mal Täter und «Betrüger» gewesen zu sein.

Die Gründe, warum jemand einen Seitensprung begeht, sind zahlreich und höchst unterschiedlich. Am häufigsten wird in Befragungen «Lust auf eine neue sexuelle Erfahrung» oder «Langeweile» genannt. Es können aber auch komplexere, die Paardynamik betreffende Motive vorliegen.

… aber das Fleisch ist schwach

Heute ist Treue unter Singles eine der meist gewünschten Charaktereigenschaften, die ein neuer Partner mitbringen soll. Befragungen haben ergeben, dass Leute Anfang 20 der Treue grössere Wichtigkeit zuschreiben als Leute, die 30 Jahre alt und älter sind. Zugleich betrügen die jüngeren ihre Partner häufiger als jene aus der älteren Vergleichsgruppe. Als Grund vermutete das Forscherteam, dass die jüngeren Studienteilnehmer einerseits mehr Gelegenheit für Seitensprünge haben, ihnen andererseits aber die persönliche Erfahrung fehlt, was es heisst, betrogen zu werden oder zu betrügen.

Der klassische Seitensprung («einmal und nie wieder») ist übrigens relativ selten: Die meisten Fremdgeher haben eine waschechte Affäre, bei der es immer wieder zum Betrug kommt. Bei 60 Prozent der Leute dauert die Untreue länger als einen Monat, bei einem Drittel sogar länger als ein Jahr. Die meisten Untreuen in dieser Studie waren zudem Wiederholungstäter und hatten im Verlaufe ihres Lebens immer wieder Affären.

Wo fängt Fremdgehen an?
Es gibt keine allgemeingültige, taugliche Definition, wann ein Betrug anfängt. Dann, wenn man intimen körperlichen Kontakt hat? Genitalien zu Genitalien? Beim Berühren der Genitalien? Beim Küssen? Beim Flirten? Beim Austauschen von E-Mails oder SMS? Jedes einzelne Paar muss für sich entscheiden, wo die Grenze liegt, und tut gut daran, dies möglichst früh in der Beziehung zu diskutieren. Dazu gehört auch, dass man sich darüber austauscht, wie man mit einem Seitensprung umgehen würde – immer unter der Berücksichtigung der Tatsache, dass im Falle des Falles die Welt vermutlich kopfsteht und man vielleicht ganz anders reagiert, als man es im «Trockenen» durchgespielt hat.

Trotzdem ist es wichtig, gewisse Dinge zu klären: Will man in jedem Fall über einen Betrug Bescheid wissen? Auch, wenn es ein einmaliger Ausrutscher war, oder nur, wenn Gefühle im Spiel sind, eine Geschichte länger gedauert hat oder einfach mehr dahintersteckt? Man kann mit solchen Diskussionen präventiv keine Patentlösungen schaffen, aber man bekommt einen Einblick in die Standards des anderen und gewinnt eine konkrete Vorstellung von seinen Werten.

Es ist nicht so, dass man als liierter Mensch keine Aussenkontakte mehr führen darf, bei denen die eigene Geschlechtsidentität und im weitesten Sinne auch Erotik eine Rolle spielen. Solche Kontakte können einem zeigen, dass man noch begehrenswert ist, was durchaus eine positive Wirkung auf die eigene Beziehung haben kann – wenn man sich denn an die vereinbarten Spielregeln hält.

HINWEIS *Viele Paare sind sich einig: Man darf sich draussen Appetit holen, solange man zu Hause isst.*

Genauer hinschauen sollte man auf jeden Fall dann, wenn sich ein Gefühl von Verliebtheit breitmacht und dieses nicht mehr kontrollierbar ist. Vermisst man vielleicht etwas in der aktuellen Partnerschaft, was man verbessern möchte? Oder hat man ganz einfach eine besondere Person getroffen, die man spannend und attraktiv findet und – wenn man nun Single wäre – gerne näher kennenlernen würde?

Auch die allerschönste erfüllende Beziehung schützt nicht vor solchen Begegnungen, und es wäre falsch, darob sofort in Panik zu geraten und alles anzuzweifeln. Aber: Hinzuschauen und die Situation zu hinterfragen, ist Pflicht. Immerhin bieten solche Erlebnisse auch die Chance, die eigene Beziehung zu verbessern, weil man in letzter Zeit als Paar vielleicht nicht ganz so liebevoll zueinander war wie auch schon.

Und wenn es doch mal passiert?

Es ist wichtig, dass man sich über Folgendes im Klaren ist: Seitensprünge «passieren» nicht einfach so. Treue ist eine Willensfrage, und man ist gegenüber Versuchungen nicht machtlos. Man kann auch im letzten Moment, wenn man bereits im Hotelzimmer oder in einer fremden Wohnung steht, noch Nein sagen.

Von den Wünschen des Partners (die man idealerweise in einer offenen Diskussion bereits möglichst früh erfragt hat) einmal abgesehen, gibt es kein Patentrezept, wie man als Täter mit einem Seitensprung umgeht. Wer beichten möchte, tut gut daran, den Beweggrund zu hinterfragen. Will man einfach nur das eigene Gewissen erleichtern und hofft auf Absolution? Ist man mit der Situation und der Belastung, die sie bringt, plötzlich überfordert? In solchen Fällen behält man das Ganze lieber für sich, weil hinter der Beichte vor allem der Wunsch steht, sich selbst zu entlasten – und fremdgehen konnte man schliesslich auch alleine.

Wenn der Seitensprung aber Konsequenzen für die Beziehung hat, über die der Partner Bescheid wissen muss, kann ein Geständnis wichtig sein. Sei es, weil man sich verliebt hat, mit der Beziehung unzufrieden ist oder weil man ungeschützten Sex hatte. Gestehen sollte man auch, wenn der Partner etwas ahnt und Befürchtungen oder Fragen äussert. Verneint man dann, verstrickt man sich nur tiefer in ein Lügengebilde. Fliegt dieses schliesslich auf, ist die Verletzung umso grösser.

INFO *Das Erfragen oder Erzählen intimer Details rund um einen Seitensprung ist absolut tabu. War es gut? Was habt ihr gemacht? Diese Fragen werden mit grösster Wahrscheinlichkeit kommen, aber die Antworten haben eine Zerstörungskraft, die kaum eine Beziehung erträgt. Deshalb: auf keinen Fall auf solche Fragen eingehen.*

Wunschtraum offene Beziehung

Hinter dem Wunsch nach einer offenen Beziehung steckt das Bedürfnis, Vertrautheit und Aufregung zu kombinieren und so das jeweils Beste aus den Welten «stabile Partnerschaft» und «sexuelles Abenteuer» zu vereinen. Das Problem bei solchen Wünschen ist: Es gibt im Leben nur ganz selten «den Fünfer und das Weggli». Und das gilt nun mal auch für Beziehungen.

Wissenschaftliche Forschung zum Thema «offene Beziehung» gibt es so gut wie nicht. Man weiss aber aus der Paartherapie, dass solche Beziehungsmodelle praktisch immer scheitern.

Wieso es so selten klappt

Ein häufiger Grund, warum offene Beziehungen in einer Krise und oft auch in einer Trennung enden, liegt gleich an ihrem Anfang: Meist geht die Initiative für die Öffnung klar von einer Person aus, und der Partner, die Partnerin willigt ein aus einer mehr oder weniger grossen Angst, den andern sonst zu verlieren. Diese Einseitigkeit ist keine gute Voraussetzung für eine Unternehmung, ob es nun um Sex geht oder um das Errichten eines neuen Gartenhäuschens.

Ein weiterer Stolperstein ist die Idee, Sex und Gefühle trennen zu können. Das ist rein körperlich gar nicht möglich: Sex und Berührungen lösen im Körper eine Kaskade von Hormonen und Botenstoffen aus, die wiederum an ein emotionales Erleben geknüpft sind. Gerade Männer nehmen für sich öfter in Anspruch, Sex sehr wohl von Gefühlen trennen zu können. In Tat und Wahrheit sind sie wohl einfach besser darin, die emotionalen Konsequenzen zu verdrängen. Nur heisst das nicht, dass sie deshalb keine Spuren hinterlassen.

HINWEIS *Jede Aussenbeziehung stellt einen Angriff auf das Selbstwertgefühl des nicht involvierten Partners dar.*

Was, wenn der andere mehr Partner hat als man selber? Was, wenn sie schöner und begehrenswerter sind als man selber? Was, wenn man nach dem sachlich getroffenen Entscheid für eine offene Beziehung im Alltag einfach nicht damit zurechtkommt? Ironischerweise ist es nicht selten derjenige Partner, der die Öffnung initiiert hat, der mit den sexuellen Abenteuern des anderen nicht umgehen kann, weil er beim Entscheid zu sehr die lockenden Freiheiten im Auge hatte und zu wenig die wartenden Schwierigkeiten.

Ein wichtiges Element auf dem Weg zur perfekten offenen Beziehung stellt bei vielen Paaren das absolute Stillschweigen über alle Aussenaktivitäten dar. In der Praxis bleibt jedoch auch das meist ein frommer Wunsch. Einerseits ist die Welt klein und der organisatorische Aufwand der Geheimhaltung nicht zu unterschätzen. Andererseits sind die meisten Leute letztlich nicht derart abgebrüht, dass sie so etwas vor dem sonst wohl wichtigsten Vertrauten in ihrem Leben geheim halten könnten. Die offene Beziehung bleibt also ein Ideal mit äusserst reizvoller Ausstrahlung, und am Ende des Tages muss man selber wissen, was für einen stimmt.

In Bezug auf die Erfolgswahrscheinlichkeit hilft vielleicht folgendes Bild: Was ist einfacher – einen Ball mit einer Hand auf und ab zu werfen – oder zwei Bälle gleichzeitig? Nun könnte man argumentieren, dass die Sache mit zunehmender Übung leichter wird und dass einige Leute mehr Talent im Jonglieren haben als andere. Aber was, wenn plötzlich etwas Unvorhergesehenes passiert? Und seien wir ehrlich: Für die meisten Männer und Frauen ist es im Leben Herausforderung genug, den einen Ball nicht runterfallen zu lassen – sie brauchen nicht noch einen zweiten in dieses Kunststück zu integrieren.

Auch hier gilt: Letztlich ist es Sache jedes einzelnen Paares, wie es seine Beziehung gestalten möchte. Es kann durchaus sein, dass es manchmal schlimmer ist, stillzustehen, als etwas auszuprobieren und zu verändern. Wer die Veränderung im Öffnen der Partnerschaft sucht, sollte sich aber bewusst sein, dass er mit hohem Einsatz spielt.

Sex zu dritt

Wer sich gar nicht von der Idee lösen kann, neue Partner in eine stabile und lustvolle Paarsexualität zu integrieren, sollte vielleicht eher den Besuch eines Swingerclubs oder das gezielte Involvieren einer Drittperson in Betracht ziehen als eine offene Beziehung. So sind beide Partner beteiligt, und beide haben ein Mitspracherecht.

HINWEIS *Auch hier gilt: Wenn man sich auf ein Dreierexperiment nur aus der festen Überzeugung einlässt, dass man sonst den Partner verliert, hat man ihn vielleicht bereits verloren.*

Auf dem Gipfel der Lust

Der Orgasmus ist eine der wichtigsten Triebkräfte beim Sex. Und gerade weil er als Krönung des lustvollen Zusammenseins gilt, kann er einigen Stress auslösen.

Er ist mit das Beste, was man beim Sex erleben kann – der Orgasmus. Mit einem Cocktail aus Anspannung, Entspannung, Kontrollverlust, Bewusstseinssteigerung und Gefühlschaos serviert der Orgasmus ein Erlebnis, das mit nichts anderem zu vergleichen ist. Mal ist er stark, mal schwach, mal laut, mal leise, mal tief, mal flach. Eines ist er sicher: nämlich jedes Mal anders.

Welchen Stellenwert der Orgasmus beim Sex nun wirklich hat, lässt sich nur schwer definieren. Experten mahnen fast ausnahmslos dazu, ihn nicht zu glorifizieren. Auch in diesem Ratgeber kommt an diversen Stellen der Hinweis, dass der Weg das Ziel sei und dass man beim Sex nicht nur den Orgasmus im Kopf haben solle. Nun ist das alles schön und gut, aber wenn man ständig nur unterwegs ist und niemals ankommt, macht das Reisen ja vermutlich auch irgendwann weniger Spass. Und genau um diesen Spass geht es schliesslich.

HINWEIS *Sex soll lustvoll sein, und ein Orgasmus kann zu einem gelungenen Gesamterlebnis eine ganze Menge beitragen.*

Es hätte schon fast etwas Heuchlerisches, wenn man dem Orgasmus jede Wichtigkeit absprechen würde. Trotzdem: Er ist nur einer von vielen wichtigen Aspekten der Sexualität. Vielleicht ist «einen Orgasmus haben» so etwas wie «beim Monopoly gewinnen». Grundsätzlich spielt man mit, weil man hofft, dass das Ereignis eintritt. Ob dies der Fall ist, entscheidet aber dennoch nicht darüber, ob es ein gelungener Abend war oder nicht.

Was ist überhaupt ein Orgasmus?

Der Orgasmus ist eine Reaktion des Körpers, die ab einem gewissen Punkt der Erregung ausgelöst wird. Diese Erregung äussert sich auf der körperlichen Ebene vor allem in der vermehrten Durchblutung der Genitalien und schliesslich in der rhythmischen An- und Entspannung des Beckenbodens (siehe auch Seite 56). Auch im restlichen Körper kommt es zu Muskelan- und entspannungen, und eine Reihe von Hormonen und anderen Stoffen wird ausgeschüttet.

Auf Nervenebene ist der Orgasmus ein Zusammenspiel von Sympathikus und Parasympathikus. Der Sympathikus – das sympathische Nervensystem – ist für anregende Vorgänge verantwortlich. Ist er aktiv, sind wir aufmerksam und reaktionsbereit. Der Sympathikus arbeitet beispielsweise unter Stress auf Hochtouren. Der Parasympathikus ist sein Gegenspieler und für alle Arten von Entspannung zuständig. Das Zusammenspiel dieser beiden Systeme funktioniert beim Orgasmus ganz ähnlich, wie wenn wir niesen müssen. Es kommt zum Aufbau einer Spannung («Ha... Haa... Haaaa...»), die sich auf ihrer Spitze explosionsartig entlädt («...tschi!»).

INFO *Körperlich betrachtet, ist ein Orgasmus so etwas wie sexuelles Niesen.*

Männer, Frauen, multiple Orgasmen

Grundsätzlich läuft der Orgasmus bei Mann und Frau ähnlich ab. Beim Mann lösen die Kontraktionen des Beckenbodens den Samenerguss aus, bei der Frau kann es zur weiblichen Ejakulation kommen, es muss aber nicht (mehr dazu auf Seite 47).

Nach dem Orgasmus setzt beim Mann die sogenannte Refraktärphase ein. In dieser Zeit reagiert der Mann kaum auf sexuelle Erregung, und erst nach einer Pause, die unterschiedlich lang sein kann, ist wieder eine Erektion möglich. Bei der Frau gibt es keine solche Pflichtpause, und anders als beim Mann, der nach einem Orgasmus eine tiefe Entspannung erlebt, kann die Erregung und Aktivierung auch nach einem Orgasmus hoch bleiben, und es kann zu weiteren Höhepunkten kommen. Manche Frauen erleben solche multiplen Orgasmen, andere nicht. Es gibt von Frau zu Frau auch grosse Unterschiede, ob und welche Stimulation direkt nach dem Höhepunkt überhaupt als angenehm empfunden wird.

Klitorialer vs. vaginaler Orgasmus

Bei der Unterscheidung zwischen klitorialem und vaginalem Orgasmus handelt es sich um einen sexuellen Mythos. Ausgelöst hat ihn Sigmund Freud, der die Unterscheidung aus seiner psychoanalytischen Arbeit mit Frauen vor mehr als 100 Jahren ableitete. Freud bezeichnete den klitorialen als «unreifen» Orgasmus, der durch Therapie und Stimulationstraining zu einem «reifen» Orgasmus entwickelt werden müsse, der allein durch Penetration ausgelöst werde. Man muss Freud zugutehalten, dass er sich Anfang des 20. Jahrhunderts überhaupt mit der Sexualität der Frau beschäftigte. Er hat jedoch mit seiner Theorie und vor allem mit der Wertung einen Irrtum begründet, der heute noch in vielen Köpfen umhergeistert.

INFO *Heute weiss man, dass die Unterscheidung in klitorial und vaginal anatomisch keinen Sinn macht, weil auch bei der Penetration immer ein Teil der Klitoris stimuliert wird – gegebenenfalls einfach einer, der von aussen nicht sichtbar ist.*

Wenn das Kommen nicht kommen will

Frauen kämpfen ungleich häufiger mit Orgasmusschwierigkeiten als Männer. Allerdings sollte man mit dem Ausdruck «Orgasmusschwierigkeiten» vorsichtig sein. Etwa ein Viertel aller Frauen gibt in Studien an, beim Sex mit dem Partner Schwierigkeiten zu haben, zum Höhepunkt zu kommen. Die überwiegende Mehrheit dieser Frauen kann sich aber durch Masturbation zuverlässig und auch relativ leicht einen Orgasmus verschaffen.

Dass es manchen Frauen schwerfällt, beim Sex einen Orgasmus zu erleben, hat verschiedene Gründe. Einerseits ist bereits die Lust der Frau komplexer als die des Mannes. Während Männer vor allem auf optische Reize mit Erregung reagieren, sprechen Frauen auf Stimmungen und Atmosphäre an. Nun ist es nicht nur viel schwieriger, eine passende Stimmung zu schaffen als einen optischen Reiz. Die Stimmung ist auch wesentlich störungsanfälliger, sodass die Lust während des Aktes vielleicht wegen einer Kleinigkeit flöten geht und es für einen Orgasmus nicht mehr reicht.

Anatomische Gegebenheiten spielen ebenfalls eine Rolle: Entwicklungsbiologisch entsprechen sich Penis und Klitoris. Nur wird der Penis beim Sex meist viel direkter und anhaltender stimuliert als die Klitoris. Und trotzdem gibt es bei Frauen und Männern den Anspruch, dass die Frau einen Orgasmus erleben soll, auch wenn die Klitoris nicht unmittelbar stimuliert wird. Von einem Mann erwartet dagegen niemand, dass er kommt, auch wenn der Penis nur «im Vorbeigehen» stimuliert wird. Hier müssen viele Männer und Frauen ganz einfach umdenken.

Ein weiterer evolutionsbiologischer Grund ist, dass der Orgasmus der Frau zwar einen positiven Einfluss auf die Wahrscheinlichkeit einer Empfängnis hat, aber prinzipiell nicht nötig ist für die Fortpflanzung. Die Natur hat also nur bedingt ein Interesse daran, den Orgasmus der Frau zu garantieren.

Zu guter Letzt spielen auch eine Reihe von psychologischen und soziokulturellen Umständen eine Rolle, weshalb Frauen etwas mehr Mühe haben, zu kommen, als Männer. Männer scheinen beim Sex den Kopf besser «ausschalten» zu können, und dieses Sich-Verlieren-im-Moment kann ganz wichtig sein auf dem Weg zu einem Orgasmus. Und schliesslich sind manche Frauen auch einfach implizit oder explizit mit der Idee aufgewachsen, dass ihre Lust weniger wichtig ist als die des Mannes.

Mit Orgasmusschwierigkeiten umgehen

Für viele Paare können Orgasmusschwierigkeiten zu einer Belastung werden. Für die Frau fehlt ein schöner Teil der Sexualität, den sie gerne mit dem Partner teilen möchte; und der Mann fühlt sich vielleicht als schlechter Liebhaber, weil er der Partnerin nicht die gewünschte Lust verschaffen kann. Dass die Rollen vertauscht sind und die Partnerin, nicht jedoch der Partner einen Orgasmus erlebt, ist übrigens sehr selten, kommt aber vor.

Klappt es nicht mit dem Orgasmus, ist es wichtig, die Gesamtsituation zu analysieren. Es gibt viele mögliche Gründe, von Medikamentennebenwirkungen über Beziehungsprobleme bis hin zu Stress. Vielleicht hat man für sich oder als Paar auch einfach noch nicht die Stimulationstechniken gefunden, die zum erhofften Resultat führen (Tipps zum Experimentieren siehe Kapitel 4, ab Seite 79). Und zu guter Letzt gibt es eben auch individuelle Unterschiede im Hinblick darauf, wie leicht oder schnell jemand zum Orgasmus kommen kann. Gewisse Menschen können schliesslich auch besser Pingpong spielen als andere. Vermutlich können alle durch Training ihre Technik verbessern, trotzdem werden es die einen nie an die Weltmeisterschaft schaffen, andere dagegen schon.

Tipps für leichteres Kommen

- **Jeder Orgasmus zählt.** Zunächst ist es ganz wichtig, sich von der Idee zu lösen, dass es «echte» und «falsche» oder auch nur «zweitklassige» Orgasmen gibt. Immer wieder suchen Paare wegen Orgasmusschwierigkeiten eine Therapie auf, und dort stellt sich heraus, dass die Frau zuverlässig einen Orgasmus hat, wenn sie zusätzlich mit der Hand stimuliert wird, dass aber beide Partner finden, mit Zusatzhilfe «zähle es nicht».

HINWEIS *Wie ein Orgasmus ausgelöst wird, ist völlig egal. Hauptsache, Sie wissen, wie Sie einen erleben können.*

- **Sich selber befriedigen.** Die Orgasmusfähigkeit trainieren kann man am besten allein. Sie wissen selber am besten, wo und wie Sie am liebsten berührt werden. Dabei ist es wichtig, offen zu sein und genau zu beobachten, welche Berührungen Ihnen Lust machen. Dieses Wissen können Sie dann an den Partner weitergeben.
- **Der Fantasie freien Lauf lassen.** Kreativität ist nicht nur in Sachen Berührung wichtig. Auch im Kopf sollte man flexibel sein. Sexuelle Fantasien sind ein wunderbares Mittel, um Lust zu machen und sie zu steigern. Die Gedanken sind frei, und im Kopf ist alles erlaubt, was Spass macht.
- **Mit einem Vibrator experimentieren.** Für viele Frauen lohnt es sich, beim Experimentieren einen Vibrator zu verwenden. Er kann eine andere und vielleicht auch intensivere Stimulation bieten, als es von Hand möglich ist.

  Manche Frauen befürchten, dass sie nach dem Vibrator «süchtig» werden könnten. Tatsächlich sollten Sie später versuchen, durch möglichst viele verschiedene Stimulationstechniken zum Höhepunkt zu kommen. Vor allem ist es aber wichtig, dass der Körper überhaupt lernt, wie ein Orgasmus funktioniert und wie er sich anfühlt. Haben Sie erst mal den Dreh raus, können Sie anfangen, die Stimulationsarten zu variieren. Sie könnten beispielsweise den Vibrator ins Liebesspiel integrieren, indem Sie ihn selber während des Geschlechtsverkehrs auf die Klitoris legen oder indem Sie ihn dem Partner zur Stimulation übergeben.
- **Wenn Ablenkung im Spiel ist ...** Viele Frauen kämpfen damit, dass ihnen mitten im Sex in den Sinn kommt, dass sie noch einen Berg schmut-

ziger Wäsche erledigen müssen oder dass noch eine Menge unbezahlter Rechnungen auf dem Tisch liegt. Solche Gedanken sind zwar lästig, aber zum wahren Lustkiller werden sie erst, wenn Sie sich darüber aufregen und sie um jeden Preis loswerden wollen – mit dem Resultat, dass sie meist noch viel hartnäckiger werden. Sie verlieren ihr Störungspotenzial dann, wenn Sie sie zwar zur Kenntnis nehmen, aber wie Wolken am Himmel vorbeiziehen lassen, ohne sich darüber aufzuregen.

Ein weiterer guter Tipp bei Ablenkung ist, beim Sex die Augen aufzumachen. Viele Frauen schliessen instinktiv die Augen, um mehr bei sich zu sein und sich besser konzentrieren zu können. Dabei verlieren sie sich in ihrer eigenen, vielleicht nichtsexuellen Gedankenwelt. Es kann helfen, den Partner ganz bewusst anzuschauen. Dabei bleiben Sie nicht nur im Hier und Jetzt, Sie können auch die Erregung des Partners richtig auskosten.

Ganz wichtig: Verlieren Sie bei all diesen Dingen den Genuss nicht aus den Augen. Orgasmusschwierigkeiten zu überwinden, kann lange dauern, und es kann knifflig sein. Es passiert leicht, dass man sich zu sehr auf das Thema fixiert und dass dadurch alles nur noch schwieriger wird. Aber ein Orgasmus entsteht immer aus Genuss und nie aus Druck. Zieht man etwas durch, nur weil man «besser» werden will im Bett und nicht, weil man es geniesst, sabotiert man sich selber.

INFO *Die Orgasmusfähigkeit steigert sich mit dem Alter und der wachsenden Erfahrung. Je mehr Sie üben, geniessen und experimentieren, desto leichter klappt es auch mit dem Höhepunkt.*

Wird die eingeschränkte Orgasmusfähigkeit zu einem nachhaltigen Lustkiller in der Beziehung, sollten Sie bei einem Profi Hilfe suchen. Manchmal lassen sich ungünstige Verhaltensmuster erst durchbrechen, wenn man von aussen die richtige Einschätzung und gezielte Inputs bekommt.

Vortäuschen verboten. Immer?

Einen Orgasmus vorzutäuschen, ist ein ganz heikles Thema und bringt einen im Bett selten weiter. Trotzdem gibt es Situationen, in denen dies nicht die schlechteste aller Optionen ist. Es ist beispielsweise legitim, einem neuen Partner vor dem ersten Sex nicht zu sagen, dass man generell Mühe hat, zum Orgasmus zu kommen, weil das in diesem Moment bei beiden Partnern grossen Druck auslösen kann. Wenn das Vortäuschen also hilft, die Sache entspannter anzugehen – warum nicht? Viele Frauen machen die Erfahrung, dass sie sich auf einen neuen Partner zuerst einstellen müssen, bis sie sich richtig gehen lassen können – und vielleicht kann man sich durch das Vortäuschen genau die Zeit erschummeln, die es dafür braucht.

Allerdings: Auf Dauer hat Vortäuschen nur negative Folgen. Es ist ein Provisorium, das nur für ein paar Male taugt.

Eine magische Zahl, wie oft man vortäuschen darf, bevor man die Karten auf den Tisch legt, gibt es nicht. Fest steht: Je länger man wartet, desto höher wird auch die Zahl der Erlebnisse, für die man sich später rechtfertigen muss.

HINWEIS *Man hat nur dann wirklich Spass im Bett, wenn man sich austauscht und seine Wünsche kommuniziert.*

Wer einen Orgasmus vorspielt, um das Ego des Partners zu schonen oder einer Trennung vorzubeugen, muss intensiv über die Bücher. Wenn eine Beziehung für Offenheit in solchen Dingen nicht stark genug wird, ist das kein sehr gutes Zeichen.

Orgasmen sind keine Pflichtübung und auch nicht einfach ein diskussionsloses Qualitätsmerkmal einer Beziehung oder der Sexualität. Aber sie sind ein schöner Teil der Sexualität, für den man sich lust- und liebevoll einsetzen soll, damit man ihn teilen kann.

WENN ES PROFESSIONELLE HILFE BRAUCHT

Wer mit einem sexuellen Problem ansteht und Hilfe bei einer Fachperson in Anspruch nehmen möchte, hat es nicht ganz einfach. Der Titel «Sexualtherapeut», «Sexualtherapeutin» ist in der Schweiz nicht geschützt. Jeder, der möchte, kann sich Sexualtherapeut nennen. Das hat zur Folge, dass verschiedenste Anbieter mit sehr unterschiedlichen Qualifikationen und Kompetenzen Beratungen anbieten.

Es gibt verschiedene Herangehensweisen, um eine kompetente Fachperson zu finden. Immer gut ist eine persönliche Empfehlung aus dem Bekanntenkreis oder von der Hausärztin. Fachpersonen, aufgelistet nach Spezialgebiet, vermitteln auch die beiden Verbände von Psychologen in der Schweiz (Links siehe Anhang). Die Mitgliedschaft in einem der beiden Verbände ist ein Qualitätsmerkmal, auf das man sich stützen kann. Ist eine Fachperson in keinem Verband, ist das nicht per se ein schlechtes Zeichen. Es lohnt sich in diesem Fall aber, sich bei dieser Person nach ihrer Ausbildung zu erkundigen.

Nicht alle Fachpersonen, vom Psychologen über die Hebamme bis zur Ärztin, fühlen sich mit dem Thema Sexualität gleich wohl. Vielleicht muss man also ein bisschen Zeit investieren, um eine passende Anlaufstelle zu finden.

Der wohl wichtigste Hinweis, ob eine Beratung hilfreich ist und sein wird, ist das Bauchgefühl – und das kann man nur miteinbeziehen, wenn man mindestens eine Probesitzung absolviert hat. Sie sollen sich bei der entsprechenden Person wohlfühlen. Ihre Fragen sollen klar beantwortet und Ihre Anliegen kompetent angegangen werden. Sprechen Sie es direkt an, falls Sie sich nicht verstanden fühlen oder glauben, mit Ihrem Problem nicht weiterzukommen. Die Therapeutin oder der Therapeut soll auf Ihre Bedenken reagieren.

Manchmal stimmt auch einfach die «Chemie» zwischen der Fachperson und der ratsuchenden Person nicht. Das heisst nicht, dass ein Problem besonders schwierig oder eine Fachperson nicht kompetent ist. ■

Schlusswort

Liebe Leserin, lieber Leser

Willkommen am Ende dieses Buches. Sie haben auf den vorangehenden Seiten einiges über Sex erfahren. Hoffentlich haben Sie viel Spannendes, Neues entdeckt, und hoffentlich konnten Sie Ihre Sicht auf die Sexualität erweitern und bereichern. Vielleicht haben Sie beim Lesen gestaunt, geschmunzelt, vielleicht sind Sie errötet. Vielleicht hat Sie das eine oder andere befremdet (auch das gehört dazu), und vielleicht haben Sie schon beim Lesen Lust bekommen, einiges in die Tat umzusetzen.

Die schwierigste Aufgabe steht Ihnen allerdings noch bevor. Denn jetzt ist es an der Zeit, das Gelesene in den Hinterkopf zu packen und einfach nur noch Sex zu haben. Wenn Sie in diesem Buch immer mal wieder eine Passage nachlesen – prima. Aber Sex strikt nach Anleitung ist selten berauschend. Deshalb sei hier nochmals betont: Es gibt kein Richtig und kein Falsch. Guter Sex ist etwas unendlich Individuelles. Was er beinhaltet, müssen Sie für sich selber herausfinden – und Ihre Wünsche und Ideen mit den Vorstellungen Ihrer Partnerin, Ihres Partners in Einklang bringen.

Eine der wichtigsten Eigenschaften, die Sie auf Ihrer weiteren sexuellen Erkundungsreise brauchen werden, ist Mut. Es braucht Mut, nackt zu sein vor einer anderen Person, vielleicht sogar dann, wenn Sie diese schon gut kennen. Es braucht Mut, Nein zu sagen, wenn Ihnen etwas nicht gefällt, und Mut, zu Ihrer eigenen Lust zu stehen und sie zu zeigen. Doch schliesslich kann aus diesem Mut die Freiheit wachsen, einfach und zuversichtlich das zu tun, was Sie für lustvoll und richtig halten.

«Einfach nur machen» – ein hehrer Ratschlag. Denn hinter der Leichtigkeit, die wir bei Könnerinnen und Könnern eines Fachs so bewundern, steckt meist eine lange Karriere, die von Offenheit, Kreativität und auch einfach nur von vielem Üben geprägt wurde. Ganz ohne Investitionen kommen Sie also nicht aus. Aber versuchen Sie, diese Investitionen spielerisch anzugehen. Probieren Sie. Lernen Sie. Und vor allem: Geniessen Sie!

Caroline Fux, Ines Schweizer
im August 2014

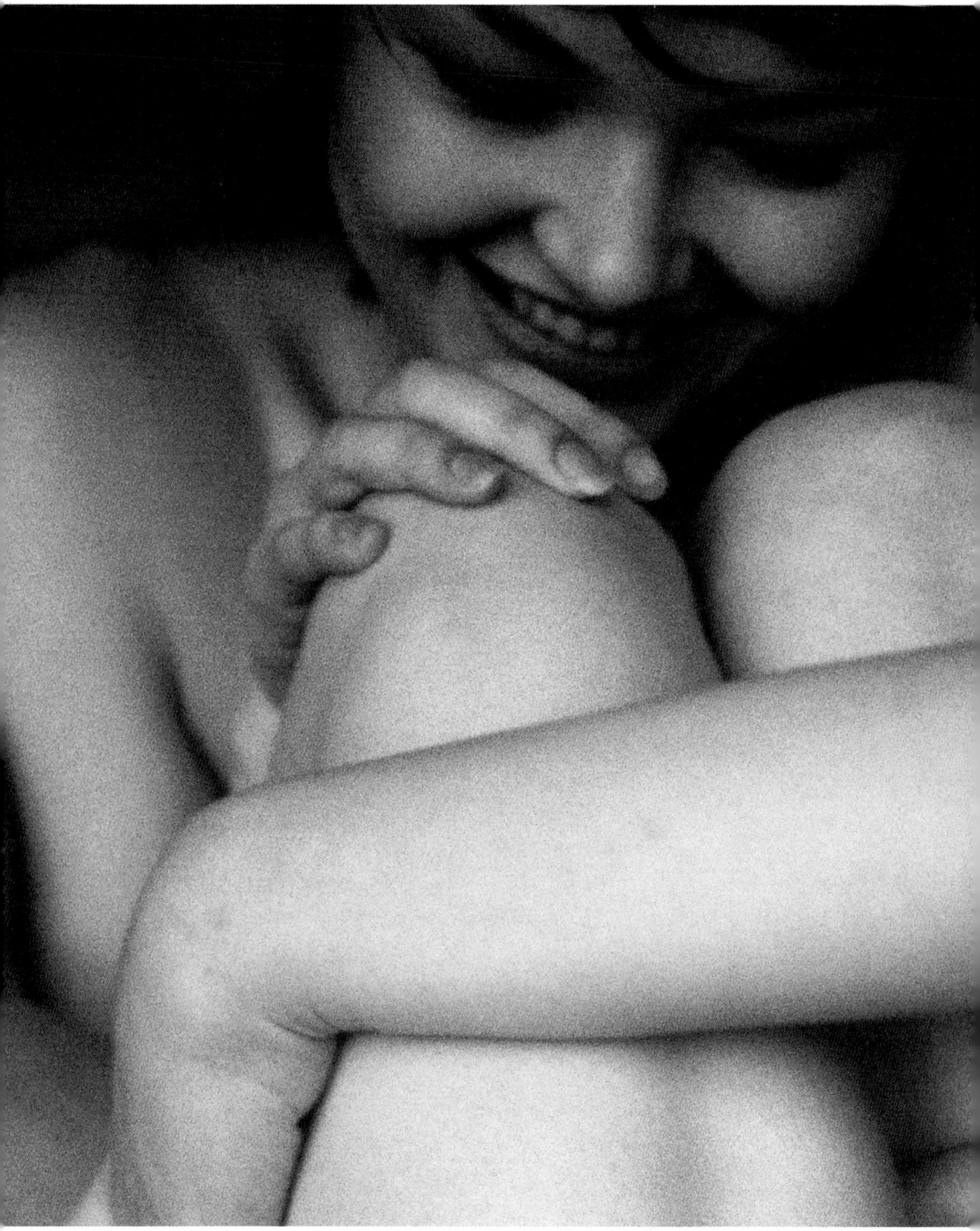

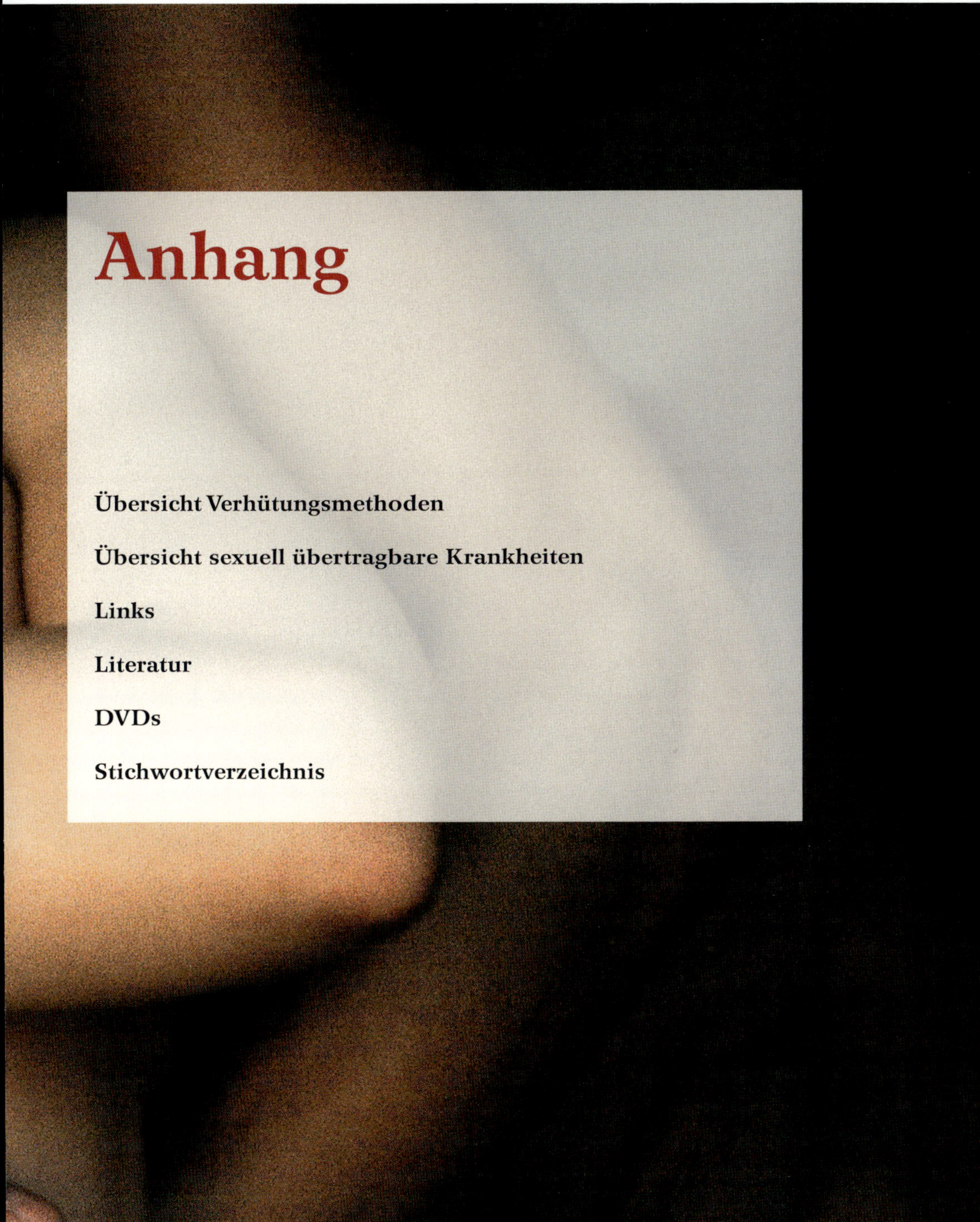

Anhang

Übersicht Verhütungsmethoden

Übersicht sexuell übertragbare Krankheiten

Links

Literatur

DVDs

Stichwortverzeichnis

VERHÜTUNGSMETHODEN

Zu beachten: Nur das Femidom und das Kondom schützen vor sexuell übertragbaren Krankheiten.
Einzige Verhütungsmittel für den Mann: Kondom und Sterilisation

METHODE	FUNKTIONSWEISE	ZUVERLÄSSIGKEIT
Hormonelle Methoden (Östrogen/Gestagen)		
Pille	– Hemmung des Eisprungs durch die Hormone Östrogen und Gestagen	– Sehr hoch
Verhütungspflaster	– Siehe Pille	– Sehr hoch
Vaginalring	– Siehe Pille – Eher geringe Hormondosis	– Sehr hoch
Hormonelle Methoden (Gestagen)		
Minipille	– Wirkt wie die Pille, hemmt aber nicht generell den Eisprung (neuere Minipillen hemmen in der Regel auch den Eisprung)	– Sehr hoch
Depotspritze	– Hemmt den Eisprung	– Sehr hoch

ANWENDUNG	VORTEILE	NACHTEILE
– Tägliche Einnahme mit einem Zeitfenster von max. 12 Stunden – In der Regel 1 Woche Pillenpause – Muss vom Arzt verschrieben werden	– Kürzere, schwächere Blutungen – Weniger Menstruationsbeschwerden – Evtl. weniger Akne	– Siehe Packungsbeilage: u.a. Brustspannen, Gewichtszunahme, Libidoverlust, Thrombosegefahr etc.
– Wöchentlich ein neues Pflaster aufkleben, in der 4. Woche pflasterfrei	– Siehe Pille – Belastet die Leber weniger – Wirkt auch bei Erbrechen und Durchfall	– Siehe Pille – Evtl. Hautreaktionen aufgrund des Pflasters – Evtl. keine gute Haftung des Pflasters
– Einführen des Vaginalringes für 3 Wochen, 4. Woche ringfrei	– Siehe Pille – Wirkt auch bei Erbrechen und Durchfall	– Siehe Pille – Evtl. rutscht der Ring aus der Scheide heraus
– Tägliche Einnahme zum gleichen Zeitpunkt (muss sehr genau eingehalten werden. Ausnahme: Cerazette hat ein Einnahmezeitfenster von max. 12 Stunden) – Keine Pillenpause	– Geringere Nebenwirkungen als die Pille – Kann in der Stillzeit verwendet werden – Geeignet für Frauen mit einer Östrogenunverträglichkeit, da nur Gestagen enthalten ist	– Siehe Packungsbeilage – Ähnlich wie Pille – Exakter Einnahmezeitpunkt verlangt Disziplin – Häufiger Schmierblutungen
– Muss alle 3 Monate vom Arzt gespritzt werden	– Kein tägliches Drandenken	– Siehe Packungsbeilage – U.a. Kopfschmerzen, Nervosität, Depressionen, Akne – Wird von vielen Frauen schlecht vertragen – Nach dem Absetzen braucht es etwas länger, bis sich der Zyklus normalisiert

VERHÜTUNGSMETHODEN

METHODE	FUNKTIONSWEISE	ZUVERLÄSSIGKEIT
Hormonelle Methoden (Gestagen)		
Implantat	– Verhindert den Eisprung	– Sehr hoch
Intrauterin-Pessare		
Hormonspirale	– Verhindert den Aufbau der Gebärmutterschleimhaut und damit die Einnistung des Eis – Zervixschleim wird zähflüssiger	– Sehr hoch
Kupferspirale/Kupferkette	– Ähnlich wie Hormonspirale, zusätzlich vermindert die kontinuierliche Abgabe von Kupfer die Beweglichkeit der Spermien	– Sehr hoch
Mechanische Methoden		
Kondom	– Verhindert die Befruchtung des Eis durch Auffangen der Spermien im Kondom	– Hoch

ANWENDUNG	VORTEILE	NACHTEILE
– Wird vom Arzt mittels lokaler Anästhesie in den Oberarm eingepflanzt	– Verhütungsschutz für 3 Jahre	– Siehe Packungsbeilage – U.a. Akne, Kopfschmerzen, Brustspannen, Depressionen – Häufig unregelmässige oder Schmierblutungen
– Wird vom Gynäkologen für maximal 5 Jahre in die Gebärmutter eingesetzt	– Keine Beschäftigung mit dem Verhütungsmittel erforderlich – Schwächere und evtl. weniger schmerzhafte Regelblutungen	– Siehe Packungsbeilage – U.a. anfänglich depressive Verstimmungen, Gewichtszunahme, Brustspannen, Kopfschmerzen, Übelkeit – Unregelmässige oder ausbleibende Blutungen
– Wie Hormonspirale – Kupferkette wird an der Gebärmutterwand fixiert und kann so nicht verrutschen	– Keine Beschäftigung mit dem Verhütungsmittel erforderlich	– Die Kupferspirale wird im Allgemeinen erst nach abgeschlossener Familienplanung empfohlen – Häufig verstärkte und schmerzhafte Blutungen – Entzündungen und damit Unfruchtbarkeit möglich
– Wird bei Bedarf über den Penis gezogen	– Leicht anzuwenden – Gut verfügbar – Einziges Verhütungsmittel für den Mann (ausser Sterilisation) – Kann bei Hormonunverträglichkeit oder während der Stillzeit angewendet werden – Schützt vor sexuell übertragbaren Krankheiten	– Überziehen muss geübt werden – Kann reissen

VERHÜTUNGSMETHODEN

METHODE	FUNKTIONSWEISE	ZUVERLÄSSIGKEIT
Mechanische Methoden		
Femidom	– Ähnlich wie beim Kondom werden die Spermien im Femidom aufgefangen	– Hoch
Diaphragma	– Verhinderung der Befruchtung, indem eine individuell angepasste Gummikappe den Zugang zur Gebärmutter verhindert – Zusätzlich werden spermienabtötende Cremes verwendet	– Hoch
Lea contraceptivum	– Wie Diaphragma	– Hoch
FemCap	– Ähnlich Diaphragma – Es gibt drei verschiedene Grössen	– Relativ hoch

ANWENDUNG	VORTEILE	NACHTEILE
– Kondomartiger Schlauch aus Kunststoff mit innerem und äusserem Ring; wird vor dem Geschlechtsverkehr in die Scheide eingelegt	– Kann von der Frau in Eigenverantwortung benutzt werden – Schützt vor sexuell übertragbaren Krankheiten – Für Latexallergikerinnen geeignet – Keine Beeinflussung des Zyklus durch Hormone	– Benutzung muss geübt werden – Kann verrutschen – Knistert leicht
– Das Diaphragma wird über den Gebärmuttermund gestülpt	– Keine Beeinflussung des Zyklus durch Hormone – Situativ anwendbar nach Bedarf – Kaum Nebenwirkungen – Für Latexallergikerinnen geeignet	– Anwendung muss geübt werden – Guter Zugang zum eigenen Körper erforderlich – Individuelle Anpassung beim Gynäkologen notwendig – Evtl. Einschränkung der Spontaneität – Spermizide können Reizungen hervorrufen (Penis/Scheide)
– Wie beim Diaphragma – Zusätzlich eine Schlaufe zum Entfernen und ein Abflussventil für Zervixsekrete – Kann bis 48 Stunden in der Scheide bleiben	– Siehe Diaphragma – Durch längere Verweildauer in der Scheide mehr Spontaneität	– Erfordert Übung und guten Zugang zum eigenen Körper – Muss alle 6 bis 9 Monate ausgetauscht werden und wird dadurch sehr teuer
– Ähnlich Diaphragma – Kann einige Stunden vor dem Geschlechtsverkehr eingeführt werden	– Siehe Diaphragma	– Ähnlich Diaphragma – Kann verrutschen

VERHÜTUNGSMETHODEN

METHODE	FUNKTIONSWEISE	ZUVERLÄSSIGKEIT
Chemische Methoden		
Spermizide	– Gels, Zäpfchen bilden einen zähen Schleim vor dem Gebärmuttermund und töten Spermien ab	– Niedrig
Natürliche Methoden		
Temperatur-Methode	– Tägliche Messung der Basaltemperatur zur Bestimmung des Eisprungs	– Sehr abhängig vom Wissen der Frau über ihren Körper und von ihrer Disziplin
Schleim-Methode	– Der Zervixschleim muss täglich beobachtet werden zur Bestimmung des Eisprungs	– Siehe Temperatur-Methode
Symptothermale Methode	– Kombination der Temperatur- und Schleim-Methode – Erschliessung des Eisprungs anhand der Körpertemperatur und der Zähflüssigkeit des Zervixschleims	– Siehe Temperatur-Methode
Knaus-Ogino-Methode	– Kalender-Methode – Anhand der Zykluslänge, die über einen längeren Zeitraum festgehalten wird, werden im Nachhinein die fruchtbaren Tage ermittelt	– Sehr gering

ANWENDUNG	VORTEILE	NACHTEILE
– Nach Angabe in der Packungsbeilage wird das Gel/Zäpfchen ca. 10 Minuten vor dem Geschlechtsverkehr eingeführt	– Rezeptfrei erhältlich – Anwendung nach Bedarf – Keine Beeinflussung des Zyklus durch Hormone	– Siehe Packungsbeilage – Evtl. Reizungen in der Scheide/am Penis – Gels/Zäpfchen können sich verflüssigen, auslaufen – Ist als alleiniges Verhütungsmittel nicht zu empfehlen
– Muss täglich beobachtet und beurteilt werden	– Keine Hormone – Bewusstsein für körperliche Vorgänge steigt – Kann sowohl zur Verhütung als auch zum Schwangerwerden genutzt werden	– Braucht viel Übung und Disziplin – Positive Einstellung zum Körper, zur Verhütungsmethode und eine regelmässige Lebensweise müssen beachtet werden
– Siehe Temperatur-Methode	– Siehe Temperatur-Methode	– Siehe Temperatur-Methode
– Es gibt diverse technische Hilfsmittel, die auf ähnlicher Basis arbeiten und die Berechnung erleichtern	– Siehe Temperatur-Methode	– Siehe Temperatur-Methode
– Monatliches Festhalten der Zykluslänge und Abschätzung der fruchtbaren Tage rückwirkend	– Keine Hormone – Kann sowohl zur Verhütung als auch zum Schwangerwerden genutzt werden	– Ermittlung der fruchtbaren Tage beruht auf Durchschnittswerten und nicht auf körperlichen Veränderungen

VERHÜTUNGSMETHODEN

METHODE	FUNKTIONSWEISE	ZUVERLÄSSIGKEIT
Natürliche Methoden		
Koitus interruptus	– Der Penis wird vor dem Samenerguss aus der Scheide zurückgezogen	– Gering
Chirurgische Methode		
Sterilisation	– Unterbrechung des Ei- bzw. des Samenleiters mittels operativem Eingriff	– Sehr hoch
Notfallverhütung		
Pille danach	– Wahrscheinlich massive Unterdrückung des Eisprungs	– Relativ hoch
Spirale danach	– Kupferspirale zur Verhinderung der Einnistung eines evtl. befruchteten Eis	– Relativ hoch

ANWENDUNG	VORTEILE	NACHTEILE
– Nach Gefühl	– Keine Hormoneinnahme	– Sperma kann schon vor dem eigentlichen Samenerguss in die Scheide gelangen – Der Mann muss rechtzeitig reagieren
– Einmaliger operativer Eingriff, beim Mann mit lokaler Anästhesie, bei der Frau in Vollnarkose	– Schwangerschaften sind äusserst unwahrscheinlich – Keine Beschäftigung mehr mit Verhütungsmitteln	– Vorübergehende Wundschmerzen – Zu empfehlen erst nach abgeschlossener Familienplanung – Eingriff muss sehr gut überlegt werden, da er gar nicht oder nur sehr schwer rückgängig zu machen ist
– Notfallverhütungsmittel – Je schneller sie nach Verhütungspannen eingenommen wird, desto bessere Wirkung – Nach 72 Stunden Wirkung bei 58 %	– Kann bei Verhütungspannen als Notfallmedikament zur Schwangerschaftsverhütung eingenommen werden	– Siehe Packungsbeilage – Blutungsstörungen, Übelkeit, Unterleibsschmerzen, Kopfschmerzen, Erbrechen
– Notfallverhütung bei Verhütungspannen	– Kann bei Verhütungspannen als Notfallverhütungsmittel vom Arzt bis 5 Tage danach eingesetzt werden	– Kupferspiralen haben viele gravierende Nachteile, die mit dem Arzt besprochen werden müssen

SEXUELL ÜBERTRAGBARE KRANKHEITEN
(engl. Abkürzung: STI, sexually transmitted infection)

INFEKTION	ANSTECKUNGSWEGE
CHLAMYDIEN **Bakterium**	– Schleimhautkontakt (genital, anal, oral), auch beim Küssen möglich – Kontakt mit Genitalsekreten (z.B. Urin, Ausfluss)
TRIPPER/GONORRHÖ **Bakterium**	– Schleimhautkontakt (genital, anal, oral), auch beim Küssen möglich – Kontakt mit Genitalsekreten (z.B. Urin, Ausfluss)
SYPHILIS **Bakterium**	– Kontakt mit Infektionsort, z.B. auch beim Küssen – Schleimhautkontakt (genital, anal, oral) – Blutkontakt
HIV **Virus**	– Anal- und Vaginalverkehr – Sperma und/oder Menstruationsblut im Mund bei Oralverkehr – Spritzentausch
HPV/FEIGWARZEN **Virus**	– Schleimhautkontakt (genital, anal, oral)
HERPES **Virus** Typ 1: labialis Typ 2: genitalis	– Schleimhautkontakt (genital, anal, oral) – Tröpfchen- oder Schmierinfektion – Kontakt mit infektiöser Flüssigkeit – Typ 1 und 2 können sowohl vom Mund in den Genitalbereich als auch umgekehrt übertragen werden

SYMPTOME/VERLAUF	BEHANDLUNG
– Frau: oft symptomlos, Mann: eher Symptome – Ausfluss (Scheide, Penis, Anus), Brennen beim Urinieren, Schmerzen im Unterleib und beim Sex (Frau), Menstruationsunregelmässigkeiten, Halsschmerzen nach Oralsex – Sehr selten Unfruchtbarkeit als Komplikation	– Oft Spontanheilung (Frau 80%, Mann 50%) – Behandlung: Antibiotika
– Abhängig vom Infektionsort: eitriger Ausfluss (Scheide, Penis, Anus), Brennen beim Urinieren, Halsschmerzen nach Oralsex – Frau: teilweise symptomlos	– Behandlung: Antibiotika
– 1. Stadium: Nicht schmerzende Wunde am Infektionsort (oft genital/anal/oral) – 2. Stadium: Wiederholte Hautausschläge – 3. Stadium: Schädigungen an Organen und im Nervensystem – Seltener: symptomlos	– Behandlung: Antibiotika
– Eventuell grippeartige Beschwerden nach Ansteckung – Lange Zeit symptomlos – Schädigung des Immunsystems, dadurch vermehrt Infektionen: AIDS	– Antiretrovirale Therapie, um Virenlast zu senken; keine Heilung möglich
– Oft symptomlos – Harmlose Hautveränderungen, schmerzfreie Warzen (genital, anal, oral) – Führt selten zu Gebärmutterhalskrebs, Peniskrebs oder Krebs im Mund-Rachen-Bereich	– Häufig Spontanheilung – Behandlung: Medikamentös/chirurgisch (Entfernung der Warzen) – Impfung möglich
– Typ 2 teilweise symptomfrei – Jucken, Bläschen, brennende/schmerzende Geschwüre, manchmal Fieber u.a. – Viren bleiben lebenslang im Körper	– Behandlung: Symptomatisch mit Salben oder Tabletten

SEXUELL ÜBERTRAGBARE KRANKHEITEN

INFEKTION	ANSTECKUNGSWEGE
HEPATITIS A **Virus** (meist Reisekrankheit und nicht sexuell übertragen)	– Oft durch verunreinigte Lebensmittel/ Trinkwasser – Übertragung bei sexuellem Kontakt, auch fäkal-oral (Mund-Darmausgang)
HEPATITIS B **Virus**	– Kontakt mit Körperflüssigkeiten beim gemeinsamen Gebrauch von Spritzen und Geschlechtsverkehr (genital, anal, oral) – Kontakt mit Blut und Genitalsekreten
HEPATITIS C **Virus**	– Drogenkonsum (häufig) – Blutkontakt – Sexuelle Übertragung sehr selten (bei Analsex oder blutigen Sexualpraktiken)
TRICHOMONADEN **Parasiten**	– Ungeschützter Sex – Auch über feuchte, benutzte Gegenstände (z.B. Sex-Toys)
FILZLÄUSE	– Durch engen Körperkontakt (z.B. beim Sex)

Quelle: aids hilfe luzern (www.aidsluzern.ch)

SYMPTOME/VERLAUF	BEHANDLUNG
– Oft symptomlos – Abgeschlagenheit, Appetitlosigkeit – Bei Gelbsucht Gelbverfärbung der Augen, dunkler	– Heilt von alleine, das kann allerdings Monate dauern – Behandlung: Keine spezifische Behandlung möglich – Impfung: Häufig zusammen mit Hepatitis B
– Keine spezifischen Symptome – Abgeschlagenheit, Appetitlosigkeit, Übelkeit, Erbrechen, Bauchschmerzen, Fieber, Hautausschlag – Bei Gelbsucht: siehe oben	– Oft Spontanheilung – Behandlung: Chronische Infektion behandelbar, jedoch mit beschränktem Erfolg – Impfung: BAG empfiehlt diese für alle sexuell aktiven Personen
– Häufig symptomlos – Appetitlosigkeit, Übelkeit, Erbrechen, Bauchschmerzen, manchmal Gelenkschmerzen – Bei Gelbsucht: siehe oben	– Behandlung: Behandelbar, jedoch mit beschränktem Erfolg – Impfung: Nicht verfügbar
– Frau: bei 50% keine typischen Symptome, Mann oft symptomlos – Ausfluss, Jucken und Brennen, Schmerzen beim Wasserlassen und beim Sex (Frau)	– Behandlung: Scheidenzäpfchen, antiparasitäre Medikamente
– Jucken, Rötungen und Schwellungen der Haut – Läuse sind zu sehen	– Behandlung: Spezielle Lotionen

Links

Beratung und Information

www.beobachter.ch /gesundheit
Das Gesundheitsportal des Beobachters bietet eine Fülle an Informationen zu verschiedensten Gesundheitsthemen. Sie finden alles Wissenswerte zu Krankheiten und Symptomen, ferner Ratschläge und Tipps zu Prävention und Wohlbefinden.

www.aids.ch
Regionale Aidsberatungsstellen

www.bzga.de
Unter > Infomaterialien > Sexualaufklärung kann man verschiedene Broschüren bestellen, z.B. «Sichergehn – Verhütung für sie und ihn».

www.check-your-lovelife.ch
Informationen zu HIV und anderen sexuell übertragbaren Krankheiten. Mit Risiko-Check

www.doktor.ch
Pharmaunabhängiges Internetportal, mit Ärzteverzeichnis und vielen medizinischen Informationen

www.lilli.ch
Für Jugendliche, für junge Frauen und Männer: anonyme Online-Beratung und Information zu Sexualität, sexueller Gewalt, Körperfragen, sexuell übertragbaren Infektionen usw.

www.opferhilfe-schweiz.ch
Informationen zur Opferhilfe, z.B. bei einem Sexualdelikt. Übersicht über die Opferberatungsstellen in den Kantonen

www.psychologie.ch
www.psychotherapie.ch
Websites von Verbänden, mit Therapieplatzvermittlung

www.selbsthilfeschweiz.ch
Unter > Selbsthilfezentren gibt es ein Verzeichnis von Selbsthilfezentren in der ganzen Schweiz.

Diverses

www.beckenboden.com
www.cantienica.com
Zwei Seiten mit Kursangeboten, Publikationen usw. zum Thema Beckenbodentraining

www.condomeria.ch
Alles über Kondome, mit weiteren Infos zu Verhütung und sexuell übertragbaren Krankheiten. Auch ein Glossar ist dabei.

www.physioswiss.ch
Unter > Info für PatientInnen > Therapeutensuche können Sie spezifisch im Bereich Beckenboden/Beckenorgane nach Therapeuten suchen.

www.femintim.ch
www.sensuelle.ch
www.specialmoments.ch
Online-Shops für Frauen. Laden, Beratung, Erotik- und Toy-Partys

Literatur

Die hier aufgeführten Bücher und DVDs stellen eine Auswahl dar. Manche Titel sind Geschmackssache. Informieren Sie sich im Buchhandel oder im Internet.

Beobachter-Ratgeber

Bodenmann, Guy; Fux Brändli, Caroline: Was Paare stark macht. Das Geheimnis glücklicher Beziehungen. 4. Auflage, Zürich 2013

Broder, Sven: Papa steht seinen Mann. Von der Kunst, Vater zu sein und Mannsbild zu bleiben. 2. Auflage, Zürich 2013

Jahn, Ruth; Widmer, Regina: Wechseljahre – natürlich begleitet. Sorgenfrei trotz Wallungen und Co. 2. Auflage, Zürich 2011

Weitere Literatur

Barbach, Lonnie: For Yourself. Die Erfüllung weiblicher Sexualität. Ullstein Taschenbuch, Berlin 2008

Becker, Klaus J.; Riedl, Michaela: Lingam Massage. Die Kraft männlicher Sexualität neu erleben – körperlich, energetisch, spirituell. Nietsch, Emmendingen 2011

Chapman, Gary: Die fünf Sprachen der Liebe. Wie Kommunikation in der Ehe gelingt. Francke, Marburg 2012

Christinger, Doris: Auf den Schwingen weiblicher Sexualität. Eine Liebesschule für Frauen. Piper Taschenbuch, München 2010

Christinger, Doris; Schröter, Peter: Vom Nehmen und Genommen werden. Piper Taschenbuch, München 2010

Gromus, Beatrix: Was jede Frau über weibliche Sexualität wissen will. Ein Ratgeber zu sexuellen Problemen für Frauen und ihre Partner. Hogrefe, Göttingen 2005

Haas, Alexandra: Speisekarte der Lustspiele. Anregendes für mehr Spass beim Sex. Xanthippe, Zürich 2009

Jaermann, Claude; Pfister, Kristina: SexKiste der Liebe. Wie Sexualität die Liebe und Liebe die Sexualität bereichert. Hirschi und Troxler, Zumikon 2010

James, E.L.: Shades of Grey. Geheimes Verlangen (Band 1); Gefährliche Liebe (Band 2); Befreite Lust (Band 3). Goldmann Taschenbuch, München 2012

Jellouschek, Hans: Warum hast du mir das angetan? Untreue als Chance. Piper, München 2010

Ludwig, Bernhard: Anleitung zur sexuellen Unzufriedenheit. Seminarkabarett-Comic. Goldmann Taschenbuch, München 2008

Neutzling, Rainer; Schnack, Dieter: Die Prinzenrolle. Über die männliche Sexualität. Vom Jungen bis zum Mann. Rowohlt, Hamburg 2006

Nin, Anaïs: Das Delta der Venus. Erzählungen. Fischer Taschenbuch, Frankfurt 2013

Perel, Esther: Wild Life. Die Rückkehr der Erotik in die Liebe. Piper, München 2010

Pfreunder, Michael: Schon wieder zu früh...?: Das 3-Stufen-Programm gegen vorzeitigen Samenerguss. Books on Demand, 2013

Raaflaub, Walter: Tote Hose. Worüber Männer schweigen. Ein Tagebuch. Wörterseh, Gockhausen 2007

Riedl, Michaela: Yoni-Massage. Entdecke die Quellen weiblicher Liebeslust. Sinnlich – energetisch – spirituell. Hans Nietsch, Emmendingen 2011

Rückert, Corinna: Lustschreie. Erotische Geschichten. Rowohlt Taschenbuch, Hamburg 2005

Sanyal, Mithu M.: Vulva. Die Enthüllung des unsichtbaren Geschlechts. Wagenbach, Berlin 2009

Schröter, Peter; Meyer, Charles A.: Die Kraft der männlichen Sexualität. Lebensbilder für Männer. Piper Taschenbuch, München 2012

Seleger, Marita; Krucker, Judith; Keller, Judith: Beckenbodentraining – Entdeckungsreise zur weiblichen Mitte. Ein Wegbegleiter nach dem bewährten BeBo-Konzept. Bebo Verlag, Zürich 2012

Seleger, Marita; Krucker, Judith: BeBo Training belebt den Alltag. Beckenbodentraining basierend auf dem Erfolgsrezept von BeBo. Übungen für Alltag und Freizeit. Bebo Verlag, Zürich 2008

Seleger, Marita: Beckenbodentraining – Die versteckte Kraft im Mann. Eine Anleitung zu mehr Lebensqualität und Potenz. Bebo Verlag, Zürich 2008

Sundahl, Deborah: Weibliche Ejakulation und der G-Punkt. Hans Nietsch, Emmendingen 2006

Swift, Rachel: Ich komme, wann ich will. Wege zum weiblichen Orgasmus. Piper, München 2007

Troxler, Werner; Hirschi, Frederic: BeziehungsKiste. 32 Dialogkarten mit Begleitbuch. Die wichtigsten Fragen in der Beziehung. Eine Anleitung für bessere Kommunikation in der Partnerschaft. Hirschi und Troxler, Zumikon 2007

DVDs

Dokumentation und Information

- Klitoris, die schöne Unbekannte
- Sextipps für jeden, dem guter Sex wichtig ist
- The Best of Vulva Massage Vol. II
- Yoni & Lingam-Massage – die intime Berührung

Spielfilme

Hysteria (In guten Händen)
Sehr freier Film über die «Erfindung» von Hysterie und Vibrator

Kinsey – die Wahrheit über Sex
Film über Werk und Leben des Sexualforschers Alfred Kinsey

Pornografische Filme

Von Frauen für Frauen:
- Female Fantasies
- Feeling it

Pornografisch, aber nicht im üblichen Sinn – die Figuren sind «normale Menschen»:
- Barcelona Sex Project
- Shortbus
- Wolke 9

Stichwortverzeichnis

A
After .... 26 (Illu.), 42
– Massage 87, 90
– Oralverkehr 103, 104
Anal-Toys 111
Analverkehr 106
Anatomie 23, 62
– männliche 28
– weibliche 38
Ausstrahlung, erotische 131

B
Balbourethraldrüse → siehe Cowper'sche Drüse
Becken (Frau) .... 41 (Illu.)
Beckenboden .... 34, 41 (Illu.), 42, 49, ... 50 (Illu. Mann), 51 (Illu. Frau)
– Beschwerden 52
– Geburt 97
– Sport 54
– stärken 150
– Training 42, 97
– Übungen 52, 53
– untrainierter 52
Beschneidung .... 29 (Illu.)
Beziehung 21
– offene 173
(siehe auch Paarbeziehung)
Bisexualität 155
Bläschendrüse .... 32 (Illu.), 33
Blase 42, 97
Blasen 99
Blowjob 99, 100, 101, 169
Body Tuning 143

C
Cowper'sche Drüse .... 32 (Illu.), 33, 34
Cunnilingus 103

D
Damm 38, 86, 89, 103, 104
Dauererektion 36
Dysfunktion, erektile 37

E
Eichel 27, 30, 31, 36
(siehe auch Peniseichel)
Eileiter .... 42, 41 (Illu.)
Eingriffe, chirurgische 148
Eisprung 42
– Pille 57, 58
Ejakulat 33, 97
– Oralverkehr 101
Ejakulation 34
– Beckenboden 49
– weibliche 42, 43, 176
Erektion 28, 34, 35
– Beckenboden 49
– Oralverkehr 104
Erektionsstörung 34, 36, 37
Erregung .... 34 (Anatomie Mann), ... 45 (Anatomie Frau)
– Beckenboden 49

F, G
Fantasien 82, 154, 155, 156, 158, 178
Fellatio 99
Fetischismus 160
Flirten 122
Fortpflanzung 14, 65, 177
Fremdgehen 171, 173
Frenulum 31, 33
– Massage 85
– Riss 36
G-Punkt-Massage 90, 91
G-Zone .... 41 (Illu.), 43
Gebärmutter .... 40, 41 (Illu.), 42, 45, 52

Geschlechtsdrüsen, akzessorische 33, 34
Geschlechtsverkehr 14, 93
Glans 27
Gleitmittel 84, 99, 101, 107, 112

H

Harnblase .... 32 (Illu.), 41 (Illu.)
Harnröhre .... 31, 32 (Illu.), 34, 41 (Illu.), 42, 99
Hepatitis 99
Hoden .... 27, 30, 32 (Illu.), 33
– Massage 86
– Oralverkehr 102
– Veränderung 35
Hodensack... 26 (Illu.), 27, 32 (Illu.), 33, 34
Hormone 15, 57, 58, 134, 173, 175
Hygiene 35, 46, 99, 106
Hymen → siehe Jungfernhäutchen

I, J

Impotenz → siehe Erektionsstörung
Inkontinenz 52
Intimbehaarung 99, 149
Intimmassage .... 83, 84 (Mann), ... 88 (Frau), 169
Intimpiercing 147, 148
IPL (Intense-Pulse-Light) 145
Jungfernhäutchen 47, 148

K

Kinsey, Alfred 15, 155
Klitoris .... 24, 38, 40, 41 (Illu.), ... 44 (Illu.), 45, 51 (Illu.), 177
– Massage 89
– Oralverkehr 103
Klitoriseichel .... 26 (Illu.), 27, 44 (Illu.), 45
Klitorisvorhaut... 26 (Illu.), 27, 44 (Illu.), 45
– Erregung 45
Komplikationen (Penis) 35
Körpergefühl .... 127, 135, 139 (Übung)
Kritiker, innerer .... 136 (Übung)

L

Langzeitpaare 78, 163, 164
Lecktuch 99
Lust 69, 153, 154, 162
Lustkiller 121, 162
Lustlosigkeit ... 57, 58, 163, 164, 166, 169

M, N

Manschette, orgastische 45, 49
Masturbation .... 72, 78, 83, 84 (Mann), ... 88 (Frau), 91, 158, 169, 177
Muttermund .... 40, 41 (Illu.), 42, 45
Nacktheit (Übung) 139
Nebenhoden .... 32 (Illu.), 33

O

O'Connell, Helen 40, 45
Oralverkehr .... 35, 79, 98, 99 (Mann), ... 103 (Frau), 144, 169
Orgasmen, multiple 176
Orgasmus 15, 34, 49, 77, 80, 169, 175
– klitorialer 176
– ohne Samenerguss 176
– Stress 72
– vaginaler 176
Orgasmusfähigkeit 116, 133, 178, 179
Orgasmusschwierigkeiten 177, 178

P

Paraurethrale Drüsen .... 41 (Illu.), 42
Penetration 28, 47, 62, 79, 93, 169, 177
Penis ... 25, 27, 29 (Illu.), 31, 35, 100, 177
Penisbruch 36, 95
Penisgrösse 28, 149
Penismassage 85
Penisruptur → siehe Penisbruch
Penisschaft .... 26 (Illu.), 27, 31, 36
Penisschwellkörper .... 33, 50 (Illu.)
Penisvorhaut 27
Periode 46, 47
Pille, die 57

Pornografie........16, 17, 31, 84, 149, 157
Priapismus → siehe Dauererektion
Prostata.................... 32 (Illu.), 33, 52, 87
– weibliche..42

R, S

Refraktärphase............................35, 176
Regelblutung, schmerzhafte 56
(siehe auch Menstruationsschmerzen)
Samenerguss................... 34, 35, 102, 176
– vorzeitiger 37
(siehe auch Ejakulation)
Schamlippen............45, 46, 88, 103, 149
– äussere....................... 26 (Illu.), 27, 38,
.... 39 (Illu.), 40, 41 (Illu.)
– innere .... 26 (Illu.), 27, 38, 39 (Illu.),
.... 40, 41 (Illu.), 51 (Illu.)
Scheide......... 25, 26 (Illu.), 27, 40, 41, 42
– Massage 90
– Oralverkehr 104
– Verengung............................ 149, 150
(siehe auch Vagina-Verengung)
Scheidenausgang.................................48
Scheideneingang 38, 40, 45
Scheidenkrampf → siehe Vaginismus
Scheidenpilz 47
Schönheitsideal..............143, 149 (Vulva)
Schwanger werden 47, 57
Schwangerschaft.......................... 52, 149
Schwellkörper 33, 34, 35
Seitensprung.............................. 58, 171
Selbstakzeptanz......................... 131, 133
Selbstbefriedigung................... 47, 48, 83
(siehe auch Masturbation)
Selbstsicherheit ....135, 136 (Übungen)
Sex-Toys.................................... 87, 109
– Analverkehr.......................... 107, 108
– Beckenboden 54
Sexualtherapeut 181
Sexuell übertragbare Infektionen..........47,
.... 56, 99, 106, Anhang (Tabelle)
Sperma....................................... 33, 34
– schlucken 101
Squirting 43
Stellung..... 93, 95 (Fragen und Antworten)
Stress 71, 162, 178

T, U

Testosteron...33
Tod beim Sex......................................96
Urin 33, 99
Urogenitalfalte 27

V

Vagina 30, 31, 38, 40,
.... 41 (Illu.), 141 (Übung), 148
Vaginismus 48
Verhütung 47, 56, 57, 99
Viagra 34
Vibrator 109, 110, 111, 179
Vorhaut.................. 29 (Illu.), 30, 31, 35
Vorhautbändchen 31
(siehe auch Frenulum)
Vorhautverengung 36
Vorspiel........................... 21, 70, 79, 80
Vulva .... 27, 38, 39 (Illu.), 141 (Übung)
– Design 148
– Hygiene 46
– Operationen 149

W

Weissfluss 47
Wörter, pornografische...................... 120
Wunsch, sexueller 155, 168

Y, Z

Yoga 54
Zufriedenheit, sexuelle............... 133, 166
Zyklus 58
Zyklusphase................................. 46, 47